당신도 우주의
연금술사

당신도 우주의 연금술사

초판 1쇄 발행 2024년 4월 15일

지은이 조성기, 박대철
펴낸이 장길수
펴낸곳 지식과감성#
출판등록 제2012-000081호

교정 주경민
디자인 이현, 강샛별
편집 이현
검수 이주희
마케팅 김윤길, 정은혜

주소 서울시 금천구 벚꽃로298 대륭포스트타워6차 1212호
전화 070-4651-3730~4
팩스 070-4325-7006
이메일 ksbookup@naver.com
홈페이지 www.knsbookup.com

ISBN 979-11-392-1771-1(03200)
값 16,800원

지식과감성#
홈페이지 바로가기

당신도 우주의
연금술사

조성기, 박대철 著

지식과감성#

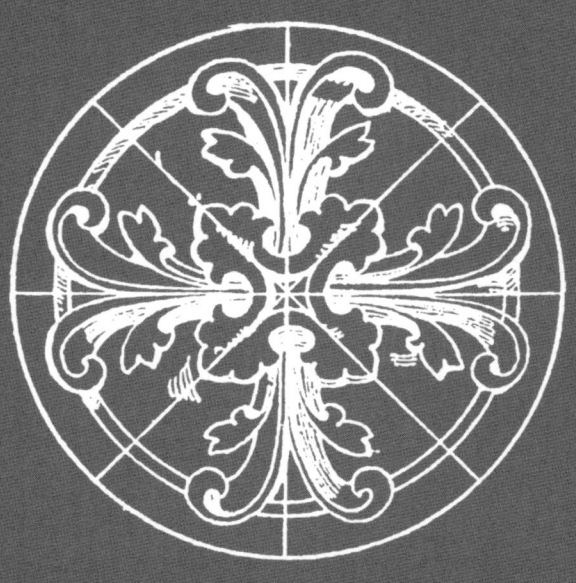

목 차

4장 다우징으로 3일이면 나도 힐러

5장 에너지 파동기계로 현실 창조하기

6장 연금술의 완성

머리말

우리는 다차원의 존재로서 공존하는 다차원의 지구라는 무대 위에서 삶의 연극을 펼치고 있습니다. 이곳에는 눈에 보이는 것 이상의 실체가 있으며, 파동정보로 우리에게 영향을 미치고 있습니다.

오래전 연금술의 개념을 재해석하고, 현대의 파동의학과 결합시켜 새롭게 건강과 치유의 세계를 탐색하고자 합니다. 미묘한 에너지 기술들은 육신뿐 아니라 영혼의 병도 치유하여 우리를 진정한 웰빙으로 인도할 것입니다.

진정한 치유는 단순히 병을 물리치는 행위를 넘어선 것입니다. 우리는 육신의 삶을 넘어 영혼의 존재와 연결되는 궁극의 사실을 깨달아 가게 될 것입니다.

우리의 여정은 육신의 생을 넘어섭니다. 새로운 생명의 진입점을 맞이하는 순간, 우리는 또 다른 차원으로 나아가게 됩니다. 이 책을 통해, 우리의 육신 너머에 우리의 영혼이 존재하는 더 넓은 실재가 있음을 확신하게 될 것입니다.

공동저자 **조성기, 박대철**

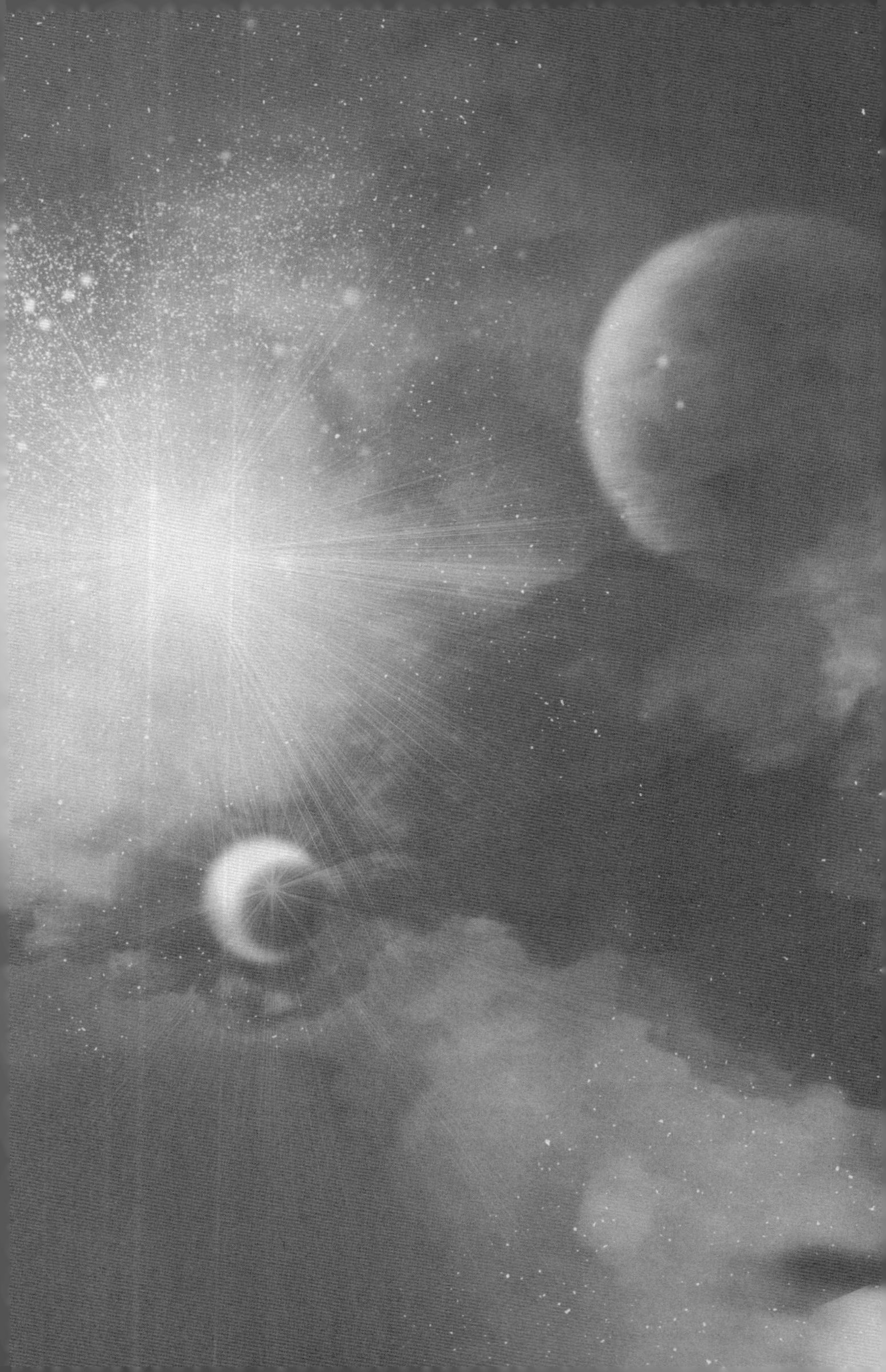

1장

원하는 것을 창조하기 위한 기초지식

다차원과 이원성의 세계인 우주

"정말, 마법사 같아요!" 저와 대화하는 동안 제가 제시한 맞춤형 일반 의약품, 건강기능식품, 한약 처방은 물론, 필요한 운동법, 피해야 할 음식, 그리고 개인적인 고민까지 상담해 드리자, 지인이 이렇게 놀라워했습니다. 흔히 있는 일상의 상담과 달리 바이알과 핑거다우징을 이용하는 것을 마치 마법을 부리는 것처럼 느끼셨는지 이런 반응을 보입니다. 솔직히 말하자면, 저 역시 이러한 것들이 아직도 매번 신기하기만 합니다.

"저도 배울 수 있을까요? 아마 쉽지는 않겠지만, 우리도 배우기만 하면 가능한 거겠죠?"

"물론이죠!" 처음에는 동료 약사들 사이에서만 나눴던 지식이라 잠시 망설였지만, 곧 확신을 가지고 대답했습니다.

"이런 멋진 거 우리도 배워야 해요! 약사님, 책을 좀 써 보시면 어떨까요? 그리고 연금술사 학교도 세우시면 어떨까요?"

저는 웃으며 말했습니다, "제가 금을 만들지는 못하지만, 연금술사처럼 신비한 변형과 치유를 제공하고 있긴 한 것 같습니다." 그분의 말에 따르면, 제가 하는 일이 정말 특별하다는 것이었습니다.

처음의 이런 반응은 그저 지나가는 말일 뿐이려니 생각했으나, 지인의 말은 계속 제 마음에 남아 있었습니다. 책을 쓰는 일이 부담스러웠던 건지, 아니면 뭔가 새로운 도전에 대한 두려움 때문이었는지, 주저하고 있었는데 얼마 지나지 않아 우연히 다양한 책을 쓰신 작가분을 알게 되었고, 그 인연이 이어져 이렇게 책을 쓰게 되었습니다. 어렵게 생각하지 말고, 활용은 하고 있었지만 그 정확한 원리와 기전을 설명하지 못했던 시절, '이거구나' 하고 깨달음을 준 책들의 내용을 그냥 요약해서 소개하면 되겠다는 마음이 생기게 되었습니다.

20년 동안 관심을 가지고 지금까지 알게 된 여러 가지 지식들, 강의를 통해서 전수받고, 전한 내용들, 약국을 하면서 얻은 임상 경험들을, 유용한 도구들을 중심으로 이야기를 해 보려 합니다.

다차원 우주

먼저 우리가 살고 있는 이 세계는, 단순히 눈으로 볼 수 있는 것들을 넘어서는 신비로운 구조를 가지고 있습니다. 인간은 단지 눈에 보이는 것으로만 이루어진 존재가 아니라, 보이지 않는 다양한 차원의 에너지가 결합된 다차원적 존재입니다. 지구와 우주도 마찬가지로 다차원의 공간 속에서 다양한 차원의 존재들과 무한한 삶을 펼치고 있습니다.

세상의 모든 물질은 각자 고유의 파동을 가지고 있으며, 이 파동은 육안으로 볼 수 있는 우주를 넘어서, 보이지 않는 다른 차원에서 에너지의 형태로 존재합니다. 이런 파동은 물질 자체의 본질이며, 심지어 그 형체가 사라진 후에도(우리 눈에 보이지 않을 뿐이지만) 그 기능과 기억을 유지합니다.(뒤에 나오지만 동종요법이나 플라워에센스 같은 파동 의학에서는 이 원리를 활용하여 기계나 우리 자신의 에너지를 이용해 필요한 파동 정보를 자유롭게 변환하고 전송할 수 있습니다.)

볼 수 있는 모든 것은 고전물리의 물질의 세계, 즉 빛의 속도로 제한되는 세계로 구성되어 있습니다. 하지만, 이와 별개로 빛의 속도에 구애받지 않는 차원이 존재합니다. 이 놀라운 다른 영역의 차원, 우리가 살고 있는 현실을 넘어선 이곳에서는, 속도와 질량, 에너지의 개념이 일반적인 이해를 벗어납니다.

토션장, 소스필드, 영점장, 정보영역 등으로 불리는 이 차원에서는, 질량과 에너지가 전혀 새로운 방식으로 작동합니다. 일반적으로 우리가 알고 있는 질량과 에너지는 양의 값을 가지며, 이는 물질세계의 근간을 이룹니다. 그러나 이 특별한 차원에서는, 물질과 반물질 사이의 지속적인 반응이 일어나며, 이는 마이너스 질량과 마이너스 에너지의 개념을 도입해야만 설명할 수 있는 현상이 나타납니다.

이 차원에서 발생하는 물질과 반물질의 상호 작용은, 잠깐 존재했다가 사라지는 수많은 입자들을 생성합니다. 이러한 입자들은 가상입자라고 불립니다. 왜냐하면 그들은 플랑크 시간이라는 아주 짧은 순간에만 존재하기 때문입니다. 그들은 존재하다가 사라져 직접적으로 관측하기는 어려우나, 그로 인해 발생하는 효과는 측정할 수 있습니다.

이 가상입자들 사이의 상호 작용은 토션장을 형성하는데, 이는 전통적인 의미에서의 진공 상태와는 다릅니다. 일반적으로 진공이라 하면 아무것도 없는 공간을 떠올리지만, 토션장에서의 진공은 존재하지 않는 것처럼 보여서 가상이라고 표현하는 입자들의 지속적인 생성과 소멸로 인해 활발한 에너지가 가득한 곳입니다. 이는 절대온도 0도에서조차 멈추지 않는 입자들 간의 끊임없는 상호 작용을 의미합니다.

토션장에서 발생하는 이러한 상호 작용은 전기적 쌍극자 현상을 만들어 내며, 이 현상으로 인해 고유한 에너지장이 형성됩니다. 이 에너지장의 존재는, 우주의 근본 에너지 상태가 결코 '무'가 아니라는 것을 보여줍니다. 오히려 공간에 가득 차 있고 끊임없이 활동하고 있습니다.

우리가 살고 있는 이 우주는, 단순한 3차원 세계만으로 설명되기에는 너무나도 복잡하고 다양한 구조를 지니고 있습니다. 이 광대하고 복잡한 우주를 이해하기 위해, 현대 과학, 특히 양자물리학은 다차원의 개념을 도입하였습니다. 그중에서도 초끈 이론과 M 이론, 그리고 부르크하르트 하임의 12차원 모델이 주목받고 있습니다.

독일의 부르크하르트 하임은 우주를 다차원적으로 이해하기 위한 수학적 모델을 제안했습니다. 그는 우주의 다양한 측면을 12차원까지 분류하여 설명할 수 있는 방법을 제시했는데, 이렇게 함으로써, 우주의 구조와 다양한 상호 작용을 보다 명확히 이해할 수 있게 됩니다.

초끈 이론 및 M 이론은 우주를 10차원 혹은 11차원으로 설명하는 주류 이론들입니다. 이러한 이론들도 우주의 근본적인 현상 및 상호 작용을 통합적으로 설명할 수 있는 모델을 제공합니다. 이 모델들은 우주의 구성 요소들이 궁극적으로 작은 끈과 막이라는 기본 단위로 이루어져 있다고 가정하며, 이것들이 다양한 방식으로 진동하면서 우주의 모든 입자와 힘을 생성한다고 설명합니다.

이러한 다차원의 개념은 과학뿐만 아니라, 철학과 종교에서도 발견되는데 신지학, 카발라, 그리고 다양한 종교의 밀교적 미스틱 전통에서는 이러한 다차원성을 에소테릭 지식의 형태로 전해져 내려오고 있습니다. 이런 관점은 고대 지식과 현대 지식이 각기 다른 언어로 같은 우주 현상을 설명하고 있다고 볼 수 있습니다. 이 책이 여러분에게 전달할 정보에는 이러한 다차원적 고대 지식이 많이 관련되어 있습니다.

이 다차원 접근 방식은 우주의 복잡함과 다양성을 새로운 관점에서 이해할 수 있는 통찰과 도구를 제공합니다. 이를 통해 우리는 우주에 대한 깊이 있는 이해를 추구할 수 있으며, 인간의 인식 범위를 넘어선 현상들을 새로운 시각에서 조명해 볼 수 있습니다.

인체를 에너지 단위로 해석하는 것 역시 비슷한 관점을 따릅니다. 예를 들어, 인간존재의 7중 구조, 유대교의 카발라 생명나무, 인도의 차크라 시스템, 동양 의학의 12경락 등은 모두 인체를 다양한 에너지 레벨로 구분하여 이해합니다. 인체에 대한 이러한 접근 방식은 우리 몸의 구조와 질병, 그리고 본질에 대해 보다 종합적이고 다면적인 해석에 도움을 줍니다.

이원성의 세계

과학은 자연의 세계를 논리적이고 체계적으로 이해하는 수단으로, 종교적 믿음이나 철학적 사색에 비해 이성적 접근을 강조합니다. 과학, 종교, 철학 이 모두는 인간과 우주에 대한 근본적인 이해와 함께, 인간 삶의 본질적 의미를 파악하고자 하는 노력의 일환입니다. 과학이 종교나 철학보다 더 큰 권위를 인정받는 이유는, 자연을 이해하고 통제해 인간의 물질적 요구와 욕구를 충족시키는 데 있어서 더 효과적이기 때문입니다. 과학과 종교는 고대로부터 인간의 다른 두 측면, 그러나 사실은 둘이 아닌 하나라는 것을 보여 주는 이원성에 대한 것을 설명하는 좋은 예입니다.

여기에서 이원성이라는 개념에 대하여 다시 한번 생각할 필요가 있습니다. 이원성은 하나의 존재 내에 두 가지 성질이 공존한다는 개념입니다. 이는 우주와 인간 존재에 대한 이해에서 다양하게 사용될 수 있습니다.

인간과 우주의 관계에 있어 이원성은, 우주의 법칙과 인간의 본질 사이의 깊은 상호 작용을 설명합니다. 이 개념은 우주가 지닌 형이상학적 일원성과 인간의 본질적 특성이 어떻게 서로 영향을 주고받는지를 탐구합니다. 여기에서는 우주의 구조와 인간의 의지, 결정론적 세계와 자유 의지 사이의 복잡한 상호 작용을 살펴볼 수 있습니다. 동양의 음과 양, 자연의 대칭성, 작용 반작용 등으로 설명하기도 하는 이 이원성은 우주와 인간, 자연의 본질에 대한 접근에 있어서 중요한 개념입니다.

현대 물리학의 초끈 이론은 끈 이론과 초중력 이론(초끈 이론에서 낮은 에너지에서의 유효이론)의 결합으로 이뤄진 이론입니다. 이 이론은 우주의 근원과 성질을 탐구하는 데 초점을 맞추고 있습니다. 이것은 물질세계와 의식의 세계를 포괄하며, 모든 존재와 인식을 이해하는 궁극의 원리에 대한 접근이고, 이 역시도 이원성을 보여 주고 있고 이러한 개념들은 이미 고대에도 존재했었고 그중에서도 카발라에 잘 반영되어 있습니다.

카발라 생명나무의 비밀

세피로트는 우주의 본체인 '아인소프'로부터 물질 우주 단계까지 순서대로 하강하는 10단계로 구성되어 있으며, 우주 창조의 다양한 요소와 단계를 나타냅니다. 아인소프는 무한을 의미하며, 카발라는 이를 '무', '무한', '무한한 빛'의 세 단계로 세분화합니다. 이것은 우주의 근원을 의미하는 '공'이며, 실체가 없는 것이 아니라 충만한 상태를 나타냅니다.

이론적으로, 카발라의 생명나무는 자연계와 신비계의 연결고리로, 세계는 실제로 우리가 인식하는 것보다 더 많은 차원을 포함하고 있다고 가르칩니다. 생명나무는 우주와 인간의 복잡한 관계와 상호 작용을 상징하며, 이는 시공간의 다양한 차원을 나타냅니다.

카발라와 연결된 이러한 개념들은 우주에 대한 깊은 이해와 창조의 비밀에 대한 탐구로 이어집니다. 카발라의 생명나무는 우주의 삼라만상과 이에 상응하는 원리를 통해 우리가 존재하는 차원 이상의 깊은 의미와 구조를 보여 줍니다.

카발라의 우주론은 무한한 우주 본체인 아인소프와 이어지는 중요한 매개체인 세피로트를 통해 설명됩니다. 아인소프는 창조 이전의 무한하고 근본적인 우주를 나타내며, 다양한 문화에서의 유사 개념, 예를 들어 동양철학의 무극이나 불교의 공 등과 비슷한 개념이라 볼 수 있습니다. 이 근본적 원천으로부터 나온 에너지는 세피로트를 통해 물질적 우주로 전달되며, 이 과정은 우주의 구조와 창조 원리를 이해하는 핵심입니다.

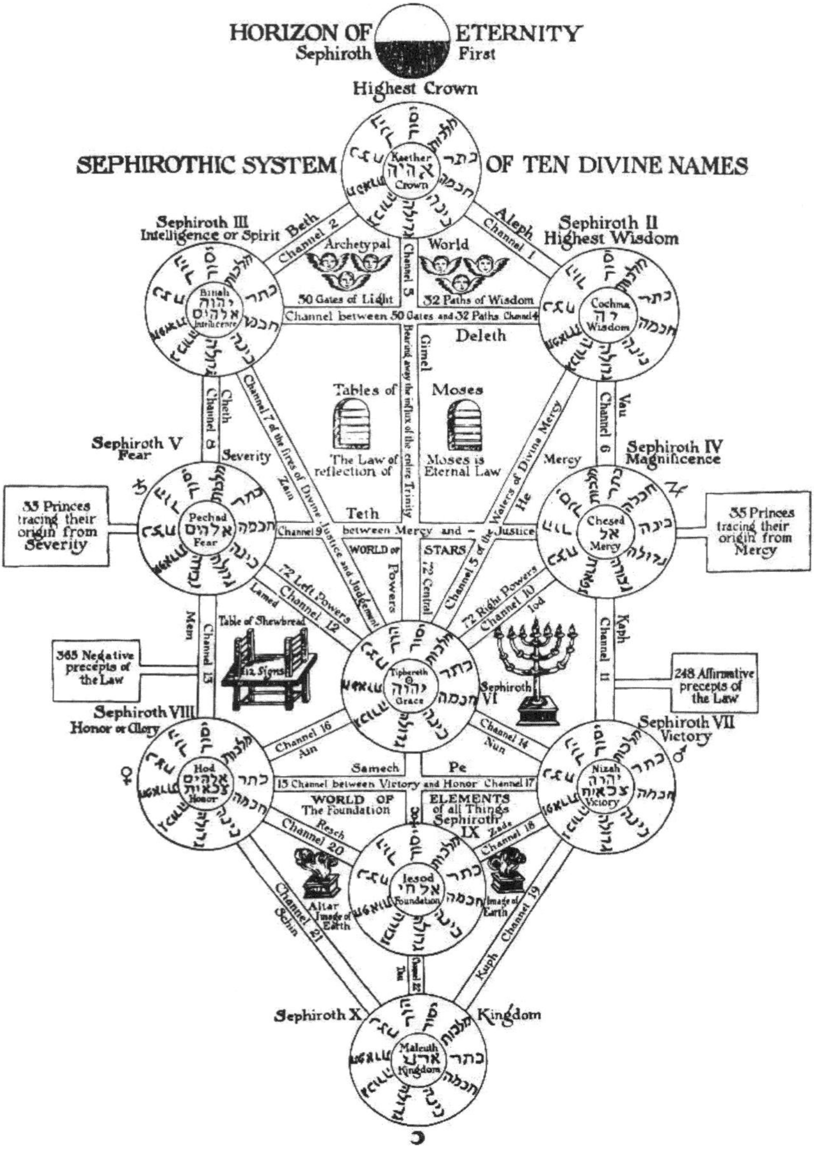

세피로트의 생명나무 (출처: 위키미디어)

우주의 구조는 생명나무를 통해 상징적으로 표현됩니다. 이는 우주와 그 안의 에너지 흐름을 나타내는 카발라의 기본 도식으로, 기하학적 요소를 포함하며, 생명의 꽃 등으로 확장되는 프랙털 구조를 보여 줍니다. 이 구조는 우주의 신비하고 무한한, 확대와 축소가 가능한 불가사의한 자기유사성을 보여 주고 상징합니다.

에너지는 높은 차원에서 낮은 차원으로 내려오면서 물질화되는 과정을 거치고, 세피로트는 이러한 우주의 형상과 신의 모습을 나타내는 모형으로서 인간이 신성한 영역을 체험할 수 있게 합니다. 인간이 물질을 변화시키고, 신성한 존재와 연결되는 특별한 통찰력을 개발할 수 있다는 이러한 비밀스러운 지식은 서양 철학과 신비주의 사상에서 대중적 지식과는 별개로 심오한 비전을 제공하는 에소테리즘*으로 나타납니다.

생명나무를 통해 카발라의 원리를 배우며, 우리는 우주 에너지가 어떻게 물질의 형태로 현현하는지 이해할 수 있습니다. 이 과정은 우리 의식을 확장하는 중요한 역할을 합니다. 인간과 우주는 홀로그램과 프랙털의 원리에 따라 작동합니다.

---

* 에소테리즘은 '내면의' 또는 '비밀의' 지식을 의미하며, 종교, 철학, 과학, 예술 등 다양한 분야에서 특정 집단에게만 전해지는 지식체계입니다. 핵심 개념인 '그노시스'는 특별한 계시나 깨달음을 통해 자신의 신성을 회복하는 것을 의미하며, 선택받은 자들에게만 영혼의 상승이나 구원을 위한 지식으로 주어집니다. 에소테리즘은 종종 숫자, 상징, 형이상학, 주술 등을 사용하는 신비주의와 연결되며, 상징적인 언어와 리추얼을 통해 전달됩니다. 종교, 철학, 과학에 영향을 미치며, 신비주의적 경험을 통해 직접적인 깨달음을 얻는 것을 강조합니다.

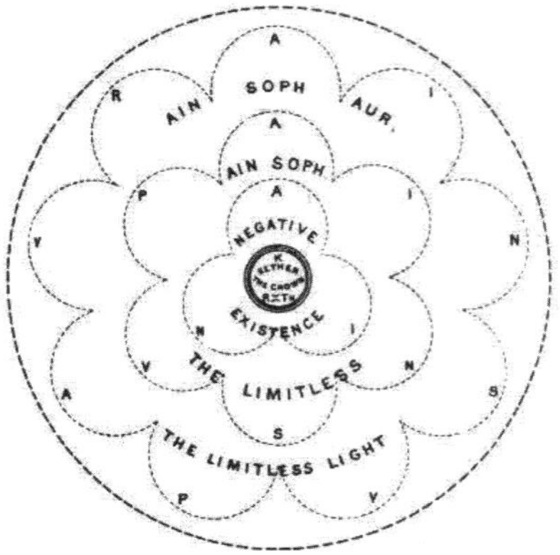

아인 소프 (출처: 위키미디어)

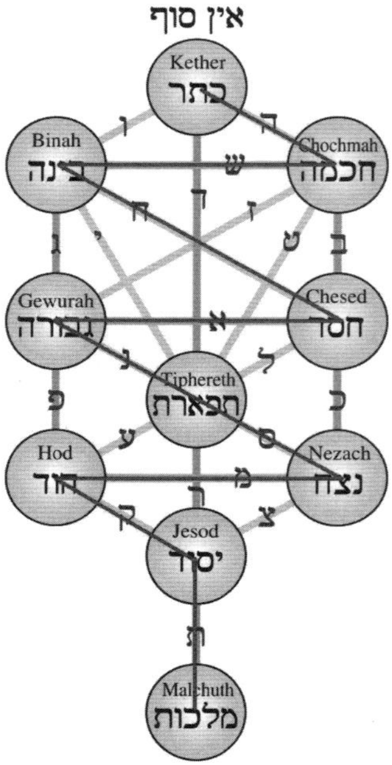

불타는 검 (출처: 위키미디어)

맨 위 케테르부터 맨 아래 말쿠트까지, 즉 물질세계로 어떻게 창조가 이루어지는지 나타내는 경로입니다. 즉, 케테르 위의 아인, 아인소프, 아인소프 오르를 거쳐 케테르에 집약된 신성한 기운이 번개의 길을 통해 말쿠트로 방출됩니다. 한 세피라를 거칠 때마다 극성 속성이 반대로 바뀝니다. 케테르는 양성적, 호크마는 남성적, 비나는 여성적, 헤세드는 남성적, 게부라는 여성적인 힘을 주로 보여 줍니다.

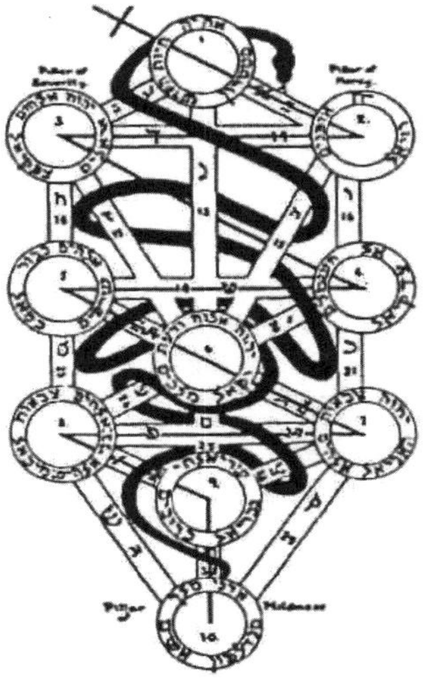

지혜의 뱀 (출처: 위키미디어)

맨 아래 말쿠트에서 맨 위 케테르로 상승하는 경로입니다. 인간이 신의 지혜를 얻기 위해 가는 경로로, 입문의 길이라고도 부릅니다. 각 세피라를 포함한 32경로를 거쳐 가면서 사람은 영적 능력을 얻고 시험을 받게 됩니다. 이를 거치면서, 진실되지 않은 개인적인 자아를 버리고 진정한 자아를 찾게 됩니다.

홀로그램의 원리에 따르면, 전체는 그 조각 속에도 들어 있으며, 부분과 전체는 서로를 반영합니다. 그러한 예는 너무나도 많습니다. 동양의학에서 특히 이 홀로그램의 사상이 넓게 쓰이고 있는 것을 발견할 수 있습니다. 경락과 경혈, 수지침(手肢針), 이침(耳針) 등이 그것으로, 손이나 귀와 같은 신체의 어느 한 부분이 다른 장기(臟器)의 정보를 담고 있다는 생각이 전제되어 있습니다. 발반사요법이나 홍채요법 같은 대체요법들도 같은 홀로그램의 원리에 의한 것이라 할 수 있습니다.

이는 인간의 뇌와 기억, 의식에도 적용됩니다. 양자물리학에서는, 물질을 구성하는 기본 단위인 전자도 실제로 고정된 위치나 크기 없이 입자와 파동의 성질을 모두 지니며, 관찰에 따라서 그 상태가 달라진다고 말합니다. 이에 대한 인식에 따라 우리가 의식을 통해 우주를 바라보고 해석하는 방식에 많은 차이가 생기게 됩니다.

데이비드 봄은 우주가 양자장으로 이루어져 있으며, 모든 공간이 서로 연결되어 있다고 말합니다. 이것은 비국소성이라는 개념으로, 모든 지점이 다 연결되어 있다는 것입니다. 또 봄은 우리가 경험하는 현실이 홀로그램의 작용처럼 다른 차원의 실체가 반영된, 펼쳐 놓은 환영에 불과하다고 말합니다.

데이비드 봄은 우주를 단순히 구성 부분의 집합으로 보는 관점을 거부하고, 모든 차원이 서로 연결된 연속체의 일부라고 말합니다. 이원성으로 나누어진 것처럼 보이는 감추어진 질서와 드러난 질서는 본질적으로 하나이며, 모든 사물은 나눠지지 않는 전체임과 동시에 자신만의 고유한 속성도 지닌 존재라는 것입니다. 이는 모든 것들이 의식과 물질이 상호 작용 하는 홀로그램의 다른 측면을 나타내며, 궁극적으로 에너지인 의식과 물질의 구분이 의미가 없다는 것을 의미합니다. 봄은 의식을 더 미묘한 형태의 에너지로 보고, 우주 내의 모든 것이 생물과 무생물의 구분 없이 하나로 연결되어 있다고 보고 있습니다.

1982년 아스펙트의 실험은 초공간적으로 연결된 광자들 간의 교신을 증명하였으며, 이후 2020년 노벨물리학상에서 비국소적 양자얽힘의 실험적 증명은 우리가 알던 세계에 대한 이해를 근본적으로 변화시켰습니다.

존스 홉킨스 의대 스타니슬라브 그로프 박사는 LSD를 통한 환자의 경험으로 홀로그램적 상호 연결성의 세계를 탐구했습니다. 환자들은 비일상적 의식 상태에서 자신들이 다양한 생명체, 심지어 우주 의식까지 경험하는 등의 확장된 의식을 경험하였습니다. 그로프는 우리의 정신이 홀로그램적 상호 연결성을 통해 여행할 수 있는 시공간은 너무도 광활하다고 하였습니다. 그는 환각제인 LSD의 임상적 용도를 연구하던 1950년대에 인간의 비일상적 의식 상태에 관심을 갖기 시작했습니다. 환자들의 공통적인 경험은 자궁 속의 경험을 되살린다는 것입니다. 어머니의 심장박동음의 특징, 자궁 속에서 감지되는 음향현상의 성질, 태반 속의 혈액순환에 관한 구체적 사실, 심지어는 진행되고 있는 다양한 세포적, 생화학적 작용들까지도 자세히 묘사했던 것입니다.

그 밖에 인종적, 집단적 기억에 접하는 경우도 있었고, 그들의 교육정도나 인종, 관련 방면에 대한 이전의 지식 등에 비추어 볼 때 너무나 비범한 수준의 지식과, 밝혀지지 않은 역사적 사실들이 포함되어 있었습니다. 그들은 진화 계통상의 모든 동물, 심지어 식물의 느낌까지도 알 수 있는 능력을 가진 것 같았고, 적혈구, 원자, 지구의식, 심지어 우주의식까지도 경험할 수 있었습니다. 더욱 기이한 일은 더 높은 차원으로부터의 영적인 인도, 기타 초인간적 존재들과도 조우했다는 사실입니다. 또 경우에 따라서 환자들은 다른 우주, 다른 차원의 현실로 보이는 곳으로 여행을 했습니다.

마음속에서 그리는 심상이 어떻게 불치의 암과 같은 병에 영향을 미칠 수 있을까요? 사이먼튼이 사용하는 심상화 기법의 개발을 도왔던 과학자 중 한 사람인 진 액터버그는 두뇌가 지닌 홀로그램적 상상력이 이것을 이해하는 열쇠라고 믿었습니다. "모든 행위는 감추어진 질서 속의 어떤 의도에서 비롯되었습니다. **상상은 이미 어떤 형체의 창조입니다. 그것은 이미 의도를 지니고 있고, 그것을 실현하는 데 필요한 모든 움직임의 씨앗을 품고 있습니다. 그리고 상상력은 신체 등에 영향을 미쳐서 감추어진 질서의 미묘한 차원으로부터 창조가 일어나 드러난 질서 속으로 펼쳐질 때까지 자신이 그 속을 흐르게 합니다.**"

액터버그는 상상을 통해 촉발되는 생리작용은 실제적 힘을 가지고 있을 뿐만 아니라 동시에 매우 구체적이라는 것을 발견했습니다. 신체는 현실에 반응하는 게 아니라 그들이 현실이라고 상상하는 것에 반응합니다. 가필드는 심상화가 효과를 발휘하는 것은 신체는 두뇌 속에서 홀로그램 방식으로 기록되기 때문이라고 합니다.

전자가, 그리고 사실상 모든 아원자 입자들이 정보를 적극적으로 이용한다는 사실은, 의미에 반응하는 능력이 의식만의 속성이 아니라 모든 물질의 속성임을 말해 줍니다.

현실 창조의 원천, 의식과 에너지

의식은 입자와 같은 성질을 가질 때는 우리의 머릿속에 자리 잡고 있는 것으로 보이나 파동과 같은 성질에서는 의식도 다른 모든 파동현상과 마찬가지로 원격적인 효과를 만들어 낼 수 있습니다. 이처럼 원격적으로 영향력을 미치는 작용의 하나가 염력입니다. 어떤 사람들은 염력을 사용하여 물리적 세계에서 큰 변화를 가져올 수 있습니다.

생물학자 라이얼 왓슨은 필리핀에서 심령치료사를 만났는데 그는 환자의 몸에 손도 대지 않고 환자의 몸 위 25cm 높이에 손을 들고 있는 채로 환자의 피부 한 지점에 초점을 맞추면 즉석에서 절개 자국이 나타나는 것을 보았습니다. 왓슨도 실제로 그것을 경험했으며 아직도 그 상처가 남아 있다고 합니다.

윌리엄 터프츠 브릭햄은 하와이 원주민 주술사, 즉, 카후나가 부러진 뼈를 즉석에서 회복시킨 사건을 기록하고 있습니다. 그 사건은 브릭햄의 친구인 콤즈가 목격했습니다. 손님 중 한 사람이 해변 모래사장에서 넘어지면서 다리뼈를 심하게 다쳐 뼈가 살가죽을 뚫고 삐져나왔습니다. 그때 카후나로 인정받고 있는 그의 양할머니가 상처 부위를 손으로 누르면서 몇 분 동안 기도와 명상을 하고 나서 일어서며 치료가 끝났다고 말했습니다. 놀랍게도 그 사나이는 제 발로 일어서 걷더니 언제 다쳤냐는 듯 멀쩡해져 있었습니다.

헌트는 어떤 사람의 의식의 주된 관심사가 물질적 세계에 맞추어져 있으면 그들의 에너지장의 주파수는 낮은 범위에 머무는 경향이 있고 신체의 생리적 주파수인 초당 250사이클에서 멀리 벗어나지 않는다는 사실을 알아냈습니다. 그리고 심령가나 치유능력이 있는 사람들은 에너지장 속에 400~800사이클의 주파수를 갖고 있습니다. 채널링을 할 수 있는 사람들은 800~900사이클의 영역 안에서 활동합니다. 900사이클 이상의 주파수를 지닌 사람들은 신비적인 인격들이며 심령가나 영매들은 흔히 정보의 단순한 매개체에 지나지 않지만 신비가들은 그 정보로 무엇을 해야 하는지 아는 지혜를 지니고 있다고 말합니다.

그들은 만물의 우주적 상호 연결성을 인식하고 있으며 인간 경험의 모든 차원과 교감하고 있습니다. 그들의 주파수는 동시에 이러한 능력과 관련된 대역의 훨씬 너머에 확대되어 있습니다. 그는 에너지장 속에 2만 사이클의 주파수를 가지고 있는 사람도 만났습니다. 이것은 흥미로운 사실입니다. 왜냐하면 고대의 신비 전통에서는 고도로 영적인 사람들은 일반인들보다 높은 진동수를 가지고 있다고 말하기 때문입니다.

드라이어는 신체의 모든 기관 즉 내분비선, 뼈, 내장기관, 세포 등이 자신의 고유한 지능을 가지고 있는 것처럼 이야기합니다. 윌리엄 틸러 박사는 광범위한 추론을 통해서 우주 자체도 하나의 미묘한 에너지장으로부터 출발하여 점차 밀도가 높아지고 물질화되었으리라는 견해를 제시합니다.

봄과 다른 연구자들의 작업은 상상력과 의식이 물리적 현실에 영향을 미칠 수 있다는 가능성을 탐구했으며, 이는 신체와 정신 사이, 의식과 물질 사이의 경계가 확실히 구분되지 않는다는 더 깊은 연결성을 보여 줍니다.

버클리 대학의 찰스 타트 박사는 자기 자신에게 자동적으로 고통스러운 전기충격을 주는 실험에 착수하고 수신자인 다른 사람에게 자신의 고통을 보내는 시도를 했습니다. 수신자에게는 심박동수, 혈액량과 여러 생리적 신호들을 측정하는 장치들이 연결되었고 타트는 수신자의 심박동수가 늘어나고 혈액량이 줄어드는 식으로 충격에 반응한다는 사실을 알았습니다. 그러나 수신자는 타트 박사가 보낸 신호를 의식적으로는 알아차리지 못했습니다.

브로드 박사는 1960년대 말 한 가지 실험을 시작했는데, 여기에서 그는 최면에 빠진 학생에게 자신의 생각을 보내는 실험을 했습니다. 브로드 박사가 자신의 손을 찌르면 학생은 통증을 느꼈고, 촛불 위로 가져가면 그 학생도 뜨거움을 느꼈습니다. 또 배가 그려진 그림을 보고 있으면 배에 대해 말하고 햇빛으로 들어가면 학생은 햇빛에 대해 말했습니다. 거리는 아무런 문제가 되지 않는 듯했는데, 몇 킬로미터 떨어져 있을 때도 결과는 같았습니다. 브로드 박사는 전문 심리학 학술지들에 250편이 넘는 글을 발표하고 많은 책들을 집필했습니다. 그리고 스페리 앤드류스의 500개 이상의 서로 다른 과학적 연구들은 인간의 의식이 생물체는 물론 전자장치들에도 영향을 줄 수 있음을 증명했습니다.

슐리츠와 호노턴은 사람들이 물리적으로 떨어져 있으면서 생각과 경험을 공유하는 데 성공했던 39개의 연구를 수행했습니다. 이런 효과들이 우연에 의해서 생길 가능성은 1조분의 1보다 적었습니다. 하트매스 연구소의 로버트 케니는 한 논문에서 생활이나 직업상 밀접한 관계에 있거나 서로에 대한 감사, 보살핌, 공감 또는 사랑을 느끼는 참가자들은 서로 다른 방에 들어가 있을 때도 심전도와 뇌파가 일치되거나 동조되게 만들 수 있다고 하였습니다.

명상과 여러 기법들로 내적으로 자신의 심전도와 뇌파를 동조시킬 수 있게 된 사람들은 다른 사람들의 심전도와 뇌파를 자신과 동조하게 만들 수도 있었습니다. 동조 현상은 주의력을 늘리고 고요하고 깊은 연결감을 느끼게 하며, 서로의 감각, 감정, 이미지, 생각과 직관을 원격 포착하도록 촉진하는 듯합니다. 생각과 경험을 공유하는 우리 마음과 마음이 연결되었다는 것을 보여 주는 사례는 그 밖에도 많습니다. 그러면 그것이 어떻게 가능할까요?

우리는 각자의 고유한 에너지 패턴을 이해하고, 그에 맞는 건강과 조화의 길을 찾아 나가는 방법을 배워 갑니다. 차원을 넘나들며 우리의 몸과 마음, 정신을 하나의 유기적인 전체로 바라보는 파동의학은 고대의 지혜와 현대 과학이 만나는 지점에서 새로운 자각과 치유의 길을 제시합니다. 인간의 인체와 우주의 조화는 미묘하고 정교한 에너지의 균형에 의해 유지됩니다. 우리 몸이 이상적인 상태에서 벗어나 에너지의 균형이 깨지면, 그것은 질병이라는 형태로 나타나며 우리 몸은 스스로 자정작용을 통해 본래의 균형을 되찾으려 합니다.

에너지적 관점에서 보면, 모든 것은 단지 에너지 상태의 변화일 뿐입니다. 그러나 물질적인 관점에서 이를 바라본다면, 이는 분명한 시작과 끝, 즉 생성과 소멸의 사이클로 간주됩니다. 많은 이론들이 이를 뒷받침하듯, 우주는 물질이 아닌 에너지의 장입니다.

이렇게 볼 때, 3차원의 지구와 인간의 존재는 이 우주에서 놀라울 만큼 특별한 것이 됩니다. 우리가 눈으로 보는 육체는 모든 것의 전부가 아니며, 보이지 않는 에너지의 흐름 속에 우리 존재의 진정한 본질이 자리 잡고 있음을 인지해야 한다는 것입니다. 보이는 것 너머에 숨겨진 에너지의 세계를 탐구하고, 우리 각자가 어떻게 이 우주의 더 큰 질서와 연결되어 있는지를 발견할 수 있어야 합니다.

	구분	차원	설명
상대계 (물질우주)	물리적 신체	3차원	시간과 공간의 법칙에 지배받는 우주
	에테르체 (생기체)	4차원	
	아스트랄체 (하위정신체)		공간을 초월한 우주
	멘탈체	5차원	시공간을 초월한 우주
	코잘체		
절대계 (실재계)	붓디체	고차원	
	아트믹체		

파동의학은 우주의 법칙과 조화를 이루는 신체의 상태를 건강의 기본으로 놓습니다. 우주와 신체가 양자적 수준에서 얽히고 공명하는 현상을 통해 건강을 점검하고 복원하는 데 집중합니다. 각 에너지체가 완

벽한 균형과 조화를 이루도록 여러 치유 방법이 동원되며, 이는 신체의 내적 건강뿐만 아니라 외적 우주 질서와의 연결고리를 강화하는 과정입니다.

한편, 현대의학은 양자 물리학의 진보에 발맞추어 진화하고 있습니다. 인공지능(AI)의 도움을 받아 진단과 치료가 한층 정교해지고 있으며, 이는 사실 고대부터 내려온 치유 방식과도 맥을 같이합니다. 수천 년 전부터 인체를 하나의 생체 바이오에너지로 간주해 온 전통적 지혜는, 여러 방법을 통해 오늘날에도 새로운 진보를 하고 있습니다. 가까운 미래엔, 혁신적인 양자컴퓨터의 등장으로 이러한 고대의 지혜가 첨단 기술과 만나 새로운 치유의 차원을 열 것입니다. 이는 양자역학 메커니즘을 기반으로 한 질병의 조기 진단과 세밀한 치료로 귀결될 것이며, 과학과 고대 지혜의 융합을 통해 우리의 건강을 관리하는 방식에 큰 변화를 가져올 것입니다.

인간은 우주와 상호 작용 하며 의식을 넓히는 독특한 존재입니다. 현재 이런 상호 작용에 특별한 초능력이 없는 평범한 사람도 쉽게 접근할 수 있는 방법이 있다는 것도 알려져 있습니다. 우주의 정보영역에 접근해 특정 주파수와 공명함으로써 감각을 활성화시키는 기술입니다. 시공간을 초월하는 파동에너지 개념 속에서 우주 정보로부터 영감을 받아 삶을 더 풍요롭게 만들 수 있습니다. 이론적으로, 우리의 DNA는 우주의 구조와 유사하며 우리 몸의 모든 세포가 우주와 소통한다고 볼 수 있습니다. 이것이 바로 홀로그램적인 작동입니다.

홀로그램과 프랙털 원리로 존재하는 우주

홀로그램 원리는 하나의 홀로그램이 다른 차원의 정보와 구조를 3차원으로 투영하는 방식으로 작동한다는 개념입니다. 이 개념은 양자역학과 양자중력 이론에서 중요한 역할을 합니다. 예를 들어, 블랙홀 내부의 정보의 양은 블랙홀 표면과 관련이 있으며, 우주의 정보는 그 경계에 인코딩될 수 있다는 이론으로 확장되었습니다. 우리는 3차원 공간에서 살아가는 듯하지만 실제로는 다른 차원의 표면에서 투영된 이미지를 경험하고 있는 것일 수 있습니다. 원천적 파동정보로서 투영되고 투사된 정보의 필드 개념으로서 사건의 지평선을 기준으로 또 이원성의 세계로 나누어집니다. 홀로그램 가설은 90년대 물리학자 레너드 서스킨드가 널리 알린 것으로, 우리가 이해하는 물리법칙들이 반드시 3차원을 필요로 하는 것은 아니라는 주장에서 시작합니다. 그럼 도대체 어떻게 3차원으로 보이는 우주가 실은 2차원일 수 있을까요?

이는 공간이 경계(혹은 관찰자에 의존하는 중력의 지평선)에 '부호화'되어 새겨져 있다는 뜻입니다. 따라서 실제 보이는 것보다 한 차원이 줄어듭니다. 2차원 스크린에 3차원 홀로그램이 투영되는 것처럼, 이 가설은 우리 3차원 우주가 2차원의 경계에서 투영되었다고 주장합니다. 1997년 이래 이 아이디어를 지지하는 논문이 1만 편 이상 발표되었습니다. 애프쇼디와 그의 연구팀은 빅뱅의 흔적으로 알려진 우주 마이크로 배경복사 중 고르지 못한 부분을 조사해 초기 우주가 홀로그램이었음을 보여 주는 강력한 증거를 발견했습니다.

"당신이 3차원에서 보고, 듣고, 시간의 지각까지 포함한 모든 느끼는 것이 사실은 평평한 2차원에서 나온 것일 수도 있다고 상상해 보세요." 연구팀의 일원인 영국 사우스햄튼 대학 코스타스 스켄더리스의 말입니다. 이 개념의 확장으로 전 우주를 설명한 것이 닐 튜록과 폴 스타인하트가 그들의 공저 '끝없는 우주'에서 말한 '빅 스플랫' 에크파이로틱 우주론입니다. 아예 3차원 우주를 설명할 때도 한 차원 낮춰 2차원으로 설명합니다. 초끈 이론으로 만든 막 우주론이라고 할 수 있겠습니다.

마치 2차원으로 평평한 지구가 홀로그램 효과로 인해 3차원의 둥근 지구로 보인다는 이야기와 같습니다. 비록 표준 빅뱅 이론이 훨씬 더 그럴듯하게 들리긴 하지만, 빅뱅 이론에는 물리법칙으로 설명할 수 없는 매우 근본적인 문제가 있습니다. 애초에 물리학자들이 이 홀로그램 가설을 진지하게 검토했던 이유 가운데 하나도 이 근본적인 문제 때문입니다.

빅뱅 이론은 화학 반응이 우리 우주를 만든 거대한 팽창을 일으켰으며 극초기에 엄청난 속도로 이 팽창이 이루어졌다고 말합니다. 오늘날 대부분의 물리학자는 이 우주 팽창 이론을 받아들이지만, 누구도 어떻게 우주가 원자보다 작은 크기에서 골프공 크기까지 거의 순간적으로, 곧 빛보다 빠른 속도로 팽창할 수 있었는지는 알지 못합니다. 마치 오늘날 우리가 거대한 물체를 원자 수준에서 설명하려 할 때 현재의 일반상대론과 양자 역학이 일치하지 않는 것처럼, 이 물리학의 근본적인 두 이론은 어떻게 전체 우주가 그렇게 극히 작은 크기 안에 있을 수 있었는지는 설명하지 못합니다.

"두 이론을 포함할 수 있는 양자중력 이론은 만약 우리가 공간 한 차원을 버린다면, 중력을 버릴 수 있으며 모든 것을 쉽게 설명할 수 있음을 말해 줍니다." 라이언 F. 만델바움은 기즈모도와의 인터뷰에서 이렇게 말했습니다. 여기서 홀로그램 우주 가설이 등장합니다.

"빅뱅 이래 우리가 관찰하는 모든 것을, 우주가 한 차원 적다는 가정으로 완벽하게 설명할 수 있기 때문에 이는 홀로그램 가설이라 불립니다." 애프쇼디가 만델바움에게 한 말입니다. 홀로그램 원리가 빅뱅 이후의 우주를 얼마나 잘 설명할 수 있는지 확인하기 위해 이들은 시간 1차원과 공간 2차원으로 된 모델을 만들었습니다. 이들이 우리 우주에서 관찰된 실제 우주배경복사(빅뱅 이후 수십만 년 뒤 나타난 열복사에너지) 데이터를 넣자, 두 결과가 완벽하게 맞아떨어졌습니다. 하지만 한 가지 조심할 점이 있습니다. 이 모델은 관찰 각도가 10도 이하일 때만 일치했습니다.

프랙털(Fractal)의 원리는 자연의 구조와 패턴이 반복적이고 유사한 형태를 만든다는 개념입니다. 나무의 나뭇잎 등에서도 이를 발견할 수 있습니다. 우주의 세계도 프랙털 구조를 갖고 있다고 여겨지며, 은하에서부터 우주의 거대한 구조까지 비슷한 패턴이 계속해서 반복됩니다. 프랙털의 원리는 우주의 복잡성과 다양한 구조에 대한 이해를 돕는 중요한 개념입니다.

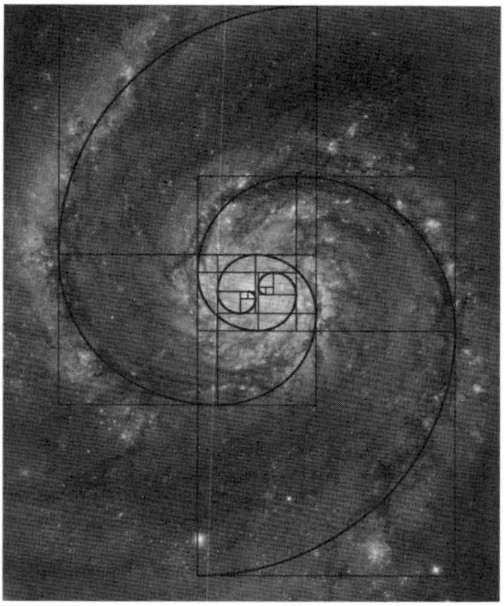

자연에 나타난 프랙털 구조의 예

홀로그램과 프랙털의 원리는 현대 물리학이 우주를 이해하는 방식을 혁신하고 있습니다. 홀로그램 원리는 우주가 더 큰 차원의 산물일 수 있음을 시사하며, 모든 것이 상호 연결 되고 각 부분이 전체를 반영한다는 아이디어입니다. 프랙털 원리는 우주가 근본적으로 유사한 패턴을 따르는 것을 강조하여, 모든 것이 유사한 구조를 갖는다는 것을 보여줍니다.

이러한 이론은 우주에 대한 우리의 이해를 진보시키며, 우주와 우리의 상호 작용 및 존재를 새롭게 보게 해 줍니다. 이런 원리들은 다양한 분야에서 영향을 미치고 있으며, 우주를 단순한 물리적 대상이 아닌 상호 연관된 정보의 전체적 패턴으로 이해하도록 도와줍니다.

홀로그램과 프랙털 원리는 또한 기술 발전에도 영감을 주고 있습니다. 자연의 구조를 모방하여 데이터 저장, 네트워킹, 인공지능 등의 분야에서 효율성을 향상시키는 연구가 이루어지고 있습니다. 또한, 가상현실과 증강현실 기술은 홀로그램 원리를 활용하여 사용자에게 현실적 경험을 할 수 있게 합니다.

또한 홀로그래피의 원리를 이용한 이론은 블랙홀과 정보 보존에 대한 관점을 혁신적으로 바라보게 합니다. 물질이 블랙홀로 들어가는 과정을 홀로그램으로 설명하는 이론에서, 블랙홀 표면에 남은 정보는 홀로그램의 원본으로 간주되며, 블랙홀 내부로 들어간 물질은 홀로그램 그 자체로 복사되어 저장됩니다. 이렇게 양자적인 홀로그램은 원본과 가상을 구분하지 않고 모든 정보를 진짜로 인식합니다.

이 이론은 우주를 하나의 홀로그램으로 생각할 때, 우주 내 모든 정보는 우주의 경계면에 흩어진 정보의 조각이라고 제시하고 서스킨드의 홀로그래피 원리는 우리가 흔히 보는 3차원 물체들이 2차원 평면에 기록된 정보로 이루어진 입체 영상에 불과하다고 말합니다. 이는 물리학계에 큰 충격을 주었고, 블랙홀에 대한 이해와 정보 보존에 새로운 시각을 보여 줬습니다.

홀로그램 우주론은 우리가 경험하는 모든 것과 물리적 세계의 동작이 홀로그래픽 특성을 가지고 있다고 설명합니다. 원자와 전자의 행동이 홀로그래픽적인 성질을 갖는 것이라 설명하며, 입자와 파동의 동시성을 설명하고, 인간 의식의 영향을 받는 측면도 다룹니다. 홀로그램으로 본 우주론은 보편성과 다양성을 동시에 이해할 수 있고, 우주와 물리적 세계에 대한 이해를 혁신적인 방향으로 이끌고 있습니다.

예를 들어 이중슬릿 실험에서 본 것처럼 양자 입자들이 파동 형태로 행동하다가 측정이 이루어질 때 입자 형태로 나타나는 현상이 나타납니다. 이러한 현상은 어떤 특정 순간과 시간에 입자의 형태로 관찰되는 것으로 설명됩니다. 또한, 빛이나 입자들 사이에 일어나는 현상들은 전체가 하나로 연결되어 있다는 것을 보여 줍니다.

이 외에도 홀로그램 모델은 기억을 두뇌의 특정 부분에 저장된 것으로 보는 전통적인 관점과는 다르게, 일부분만으로도 전체를 재생할 수 있다는 것을 보여 주고 있습니다. 이는 기억이 전체적이고 연결된 형태로 저장되어 있다는 점을 강조하며, 관련된 주제들을 홀로그램의 원리에 연결시켜 설명합니다.

도롱뇽을 활용한 실험에서 뇌의 특이한 기능을 보여 주는데, 두뇌를 거의 다 제거해도 생존하고, 뇌를 회복하여 정상 상태로 태어난 사실을 확인했습니다. 좌뇌와 우뇌를 바꿔도 정상적으로 기능을 수행하며, 상하 위치까지 바꿔도 영향을 받지 않았습니다. 뇌를 자르거나 섞어도 기능적인 문제가 없었습니다. 이는 기억이 뇌에만 저장되는 것이 아니라 홀로그램의 형태로 저장될 수 있다는 이론을 뒷받침합니다.

드 발로아 부부는 홀로그램 사진술의 원리를 푸리에 수학으로 해석하는 것으로 유명합니다. 시각적 이미지를 푸리에 파형언어로 변환하고,

주파수 분석기를 통해 다양한 감각을 파동 형태로 나타낼 수 있다는 것을 증명했습니다. 또한, 운동과 신체 운동도 푸리에 변환이 적용 가능하다는 것을 밝혀, 이 이론이 혁신적임을 보여 주고 있습니다.

이러한 예로 볼 때, 모든 사물과 입자들은 원래 하나라고 설명되며, 우주 전체에 걸쳐 상호 연결 된 에너지체로서 존재한다고 말할 수 있습니다. 이는 인간의 시각, 느낌, 의식, 두뇌와 물질적인 측면 등이 홀로그래픽적으로 연결되어 있다는 것을 뜻합니다. 그럼 그러한 일이 어디서 어떻게 일어나는 걸까요?

고대문명의 에소테릭 지식

고대 문명의 에소테릭 지식은 특정 전문가나 관심 있는 소수만이 이해할 수 있는 난해한 지식의 형태로, 빛과 소리 등의 현상과 밀접한 관련이 있습니다. 이 지식은 신비한 고대 지혜와 영적 깊이를 탐구하려는 인간의 노력으로 전승되었습니다. 이들은 고대 문명의 신비로부터 현대 과학까지, 인류의 지식 발전에 기여했습니다.

여러 고대 전통들에서 뇌 중심에 있는 분비샘인 송과체가 토션장과 연결된다고 말합니다. 피타고라스, 플라톤, 데카르트 등 많은 사람들이 송과체를 영혼의 자리라고 숭배하였습니다. 로마 가톨릭, 힌두교, 이집트, 수메르 등 많은 종교나 문화에서 이 송과체를 상징하는 데 성스러운 돌들을 사용했습니다.

이것은 뇌의 기하학적 중심에 위치하면서 내부는 물과 비슷한 액체로 가득 차 있으며, 혈액-뇌 장벽의 보호를 받지 않기 때문에, 이 공간 내부의 액체는 시간이 지남에 따라 더 많은 양의 미네랄 침전물 또는 '뇌모래(腦砂)'를 축적합니다. 이러한 석회화 현상으로 인해 X-선이나 자기공명영상(MRI)에서 뇌의 중앙에 뼈가 있는 것처럼 보입니다.

바티칸 광장에 있는 세계에서 가장 큰 솔방울 조각상은 솔방울 중앙에 놓여 있습니다. 이 조각상에서는 투탕카멘의 황금 가면에서 이마의 솔방울 샘이 있는 부위로부터 나오는 쿤달리니 뱀이 새겨져 있습니다.

부처의 머리카락 형태 역시 솔방울 샘의 형태를 표현한 것으로 보입니다. 힌두교의 모든 신들과 여신들의 모습에는 미간에 제3의 눈이 그려져 있으며, 힌두의 신 시바의 머리카락 형태 역시 솔방울 샘이 표현된 것처럼 보입니다. 또한 쿤달리니 뱀들이 목을 휘감고 있는데, 고대 문화에서는 솔방울 샘을 상징하는 데 성스러운 돌들을 사용했습니다.

이집트인들 역시 세계의 중심을 표시하는 돌을 다룬 같은 신화를 가지고 있었는데, 그들은 이를 '벤벤'이라고 불렀으며, 아톰 왕이 이 돌 위에 서서 세상을 창조했다고 믿었습니다. 벤벤의 형태들은 정확히 솔방울 샘과 같은 모양을 하고 있습니다. 또한 피라미드 구조와 마찬가지로, 피라미드의 꼭대기에 위치한 돌 역시 벤벤석을 표현한 것으로 여겨지고 있습니다.

이집트인들은 벤벤석을 그리면서 그 양쪽에 '베누'라고 불렀던 새를 그려 넣었습니다. 이 새는 매나 독수리로 묘사되기도 하지만, 그리스 신화에서 베누는 불사조로 알려져 있습니다. 베누는 심오한 영적 깨달음과 변형과 연관된다고 여겨졌습니다. '벤벤'과 '베누' 두 단어는 모두 같은 음절 빈(Bn)에서 파생되었는데, 이집트어로 '상승' 또는 '일어나다'의 뜻을 가지고 있습니다.

기록된 전설들에 따르면, 솔방울 샘을 기록한 역사는 피타고라스와 플라톤 저술에서 시작되었습니다. 비교학파는 고대 이집트와 먼 옛날 문명들로부터 이어져 내려온 숨겨진 비밀 전통들을 가리킵니다. 이들 고대 전통들을 가르치는 비교학파들은 오늘날까지도 이어지고 있습니다.

힌두교에서 쿤달리니 에너지가 에너지센터들을 거쳐 등뼈를 타고 올라가 솔방울 샘과 하나가 되는 과정은 상징적인 의미를 지닙니다. 등뼈를 하나하나 거쳐 올라가서 머리뼈의 둥근 방으로 들어가면 마침내 뇌하수체로 들어가게 되고, 솔방울 샘을 불러내고 성스러운 이름을 요청하게 됩니다.

솔방울 샘은 사람 몸속의 성스러운 솔방울로, 성스러운 차크라를 지나 올라갈 때까지는 열리지 않는 눈입니다. 힌두교에서는 솔방울 샘을 당마(Dangma)의 눈이라고도 하며, 제3의 눈으로 가르칩니다. 불교에서는 이것을 '모든 것을 보는 눈'이라고 하며, 기독교에서는 '하나의 눈'이라고 언급합니다.

솔방울 샘은 운명의 영적 기관으로 간주되며, 신성한 연결고리 역할을 합니다. 동양과 서양의 비교학파들은 이 작은 돌기를 진동시켜 뇌에서 소리를 발생시키는 연습을 합니다.

솔방울 샘은 빛에 반응하는 제3의 눈과도 유사하며, 멜라토닌 호르몬 분비에 관여합니다. 빛과 어둠이 솔방울 샘의 호르몬 생산에 영향을 주므로, 이는 일종의 생체 시계 역할을 합니다. 이와 관련하여 도마뱀의 솔방울 샘은 눈과 유사한 모습과 조직을 가진다는 흥미로운 사실을 발견했습니다.

최근 연구들은 솔방울 샘과 망막 사이의 생물학적 연관관계를 탐구하고 있습니다. 망막과 솔방울 샘은 외부의 빛을 감지하고 처리하는 기관으로, 포유류에서 둘 사이의 유사성이 발견되었습니다. 이를 통해 고대인들이 솔방울 샘을 눈과 유사한 기능을 하는 인간 몸속의 제3의 눈으로 간주했을 가능성을 제기하기도 합니다. 비록 포유류의 솔방울 샘이 간접적으로만 빛을 감지한다고 여겨지기는 하지만, 일반적으로 망막에서 광변환에 관여하는 단백질들이 솔방울 샘에 있다는 사실은 포유류의 솔방울 샘에서 직접적으로 빛을 다루는 일들이 일어날 가능성을 높여 줍니다.

우리가 꿈을 꿀 때나 유체이탈 경험을 할 때, 또는 어떤 이미지들이 갑자기 마음속에서 섬광처럼 떠오를 때 우리가 정말로 보고 있는 것은 무엇일까요? 그리고 전 세계의 고대 문화들은 정신적 시야의 중심으로서의 이 분비샘에 왜 그리 사로잡혔을까요?

2002년 생체전자기학 학술지에 발표된 연구를 보면 S. S. 비코니어의 연구진이 그 답을 찾은 듯합니다. 그들은 20개의 인간 솔방울 샘을 절개해 보고 그 안에서 1㎣당 100~300개의 미세결정들이 떠 있음을 발견했습니다.

이것들은 대부분 방해석이라고 하는 보통의 광물질로 이루어져 있습니다. 이 결정들은 각각 2~20㎛의 길이에 기본적인 형태는 육각형이며, 속귀에 있는 청사라고 하는 결정들과 아주 비슷합니다. 이 청사들은 압전의 성질을 가진 것으로 알려져 있는데, 이 말은 전자기장이 있을 때 그것들이 수축하고 팽창한다는 의미입니다. 이 청사가 고막에 전달된 진동으로 움직이면서 소리와 맞부딪칠 때 속귀에 있는 털은 그 소리를 감지합니다. 우리 주위에서 요동치는 전자기파들은 이 결정들을 끊임없이 수축하고 팽창합니다. 그러면 이 운동들이 감지되어 소리를 만들기 위해 증폭됩니다. 마이크도 소리 진동을 잡아서 곧장 전류로 바꾸는 압전결정을 가지고 있습니다. 많지는 않더라도 어떤 압전들은 압력발광이라는 과정을 거쳐 다양한 빛을 발산하기도 합니다.

압전결정들이 압력변색이라는 과정을 거쳐서, 어떤 압전결정들은 그들이 받는 신호에 따라 다양한 색깔의 광자들을 방출합니다. 지금까지 이 압전변색 현상들은 높은 압력을 받는 결정들에서만 발견되어 왔습니다.

바코니어의 방해석 결정들이 솔방울 샘에 있어서 빛의 유일한 근원은 아닙니다. 박사 로렌스 존스턴 외에 일부 과학자들은 솔방울 샘이 디메틸트립타민(DMT)라는 향정신성 화학물질도 분비한다고 주장합니다. 살펴보면 DMT도 압력발광으로 빛을 방출하는 것 같습니다.

로렌스 존스턴 박사는 멜라토닌 및 세로토닌과 화학적으로 비슷한 DMT가 솔방울 샘에서 분비된다고 말합니다. 이 두 화학물질은 솔방울 샘에서 자연적으로 나타나며 이곳에서 합성되는 것으로 보입니다. DMT는 구조적으로 멜라토닌과 비슷합니다. 이 두 분자들의 생화학적 전구물질은 세로토닌으로, 그 대사 경로가 기분에 관여하며 정신질환 치료에 이용되는 중요한 신경전달물질입니다. DMT는 또한 LSD와 환각 버섯(실로시빈) 같은 다른 환각제들과도 구조적으로 비슷하며 아마존의 주술사들이 유체이탈 경험을 유발하는 데 사용하는 아야와스카 추출물에 들어 있는 활성제입니다.

스트라스만은 솔방울 샘이 필수적인 생화학적 전구물질과 변형 효소들을 가진 것 외에도 이론적으로 어떤 조직보다도 DMT를 사실상 더 잘 만들어 낼 수 있다고 강조합니다. DMT는 고대 비교학파들이 찾아 헤맸다는 맨리 파머 홀이 말한 바로 그 송진입니다. 맨해튼 프로젝트에 참여한 뛰어난 과학자의 아들인 닉 샌드는 DMT는 엄청난 압력발광 효과를 갖고 있으며, 색깔을 바꾸는 압력변색 효과도 분명하다는 발견을 했습니다. 샌드는 DMT를 합성한 것으로 기록된 첫 번째 화학자입니다. 샌드와 한 실험실 동료는 DMT가 압력발광 현상을 보인다는 점을 처음으로 알아냈습니다.

"상자에 모아진 굳은 DMT를 불이 환한 방에서 망치와 드라이버로 부수자, 색깔을 가진 많은 양의 빛이 뿜어져 나왔습니다."

솔방울 샘이 혈액-뇌 장벽으로 보호되지 않기 때문에 혈류에 DMT가 가득하게 되면 솔방울 샘에 압전 미세결정들이 들어가게 될 것입니다. 이러한 과정은 제3의 눈이 더 많은 광자들을 끌어모을 수 있게 할 것입니다. DMT도 비슷한 과정으로 광자들을 끌어모으는 것 같습니다. 바코니어의 획기적인 솔방울 샘 연구들은 제3의 눈이 실제로 어떻게 빛의 광자들을 보는지를 다루는 추론적 발상을 위한 장을 마련하는 데 도움을 주었습니다.

같은 이유로 바코니어는 휴대전화를 비롯한 마이크로파를 내뿜는 여러 기기들을 사용하는 문제를 깊이 우려합니다. 그런 기기들은 솔방울 샘에서 이 압전결정들과 직접 작용하여 솔방울 샘의 기능을 변형시킬 수 있습니다. 이렇게 되면 멜라토닌의 합성이 방해되고 건강에 부정적인 영향을 미칠 것입니다.

우리가 솔방울 샘에 대해 알면 알수록, 그것이 우리 건강에 주는 영향은 더 중요해집니다. 비교적 최근까지 솔방울 샘은 별 다른 기능이 없는 단순한 기관, 즉 뇌의 맹장 정도로 여겨졌었습니다. 그러나 과학자들은 솔방울 샘이 우리에게 지대한 영향을 주는 호르몬인 멜라토닌을 생산한다는 사실을 밝혀냈습니다.

솔방울 샘은 필수 아미노산인 트립토판을 세로토닌(신경전달물질)으로 바꾸고 다시 멜라토닌으로 바꿉니다. 이렇게 되면 멜라토닌은 혈류와 뇌척수액으로 분비되어 온몸으로 퍼져 나갑니다. 멜라토닌 분비는 우리의 수면-각성 주기와 밀접하게 연관되어 있습니다.

연구자들은 솔방울 샘 근처에서 자철석 무리들을 찾아냈습니다. 비둘기의 귀소 본능처럼, 인간들에게도 아직 지자기적으로 방향을 잡는 능력이 약간 남아 있지만, 이것은 솔방울 샘의 기능 장애로 인해 잃어버린 능력입니다.

연구에 따르면 불소 축적은 사춘기를 조기에 시작하게 하고 멜라토닌 합성을 저해하는 부작용을 가집니다. 멜라토닌 분비 감소는 다발성경화증과 관련이 있으므로, 솔방울 샘의 기능장애는 다발성경화증을 유발할 수 있습니다.

불소는 건강한 솔방울 샘을 위해서는 가까이하면 안 되는 물질로 알려져 있습니다. 불소는 혈액을 통해 솔방울 샘으로 전달되어 이미 존재하는 미세한 결정들에 달라붙어 고체 미네랄 침전물을 형성합니다. 이는 X-선 사진에서 볼 수 있는 하얀 덩어리로 나타납니다. 이 프로세스는 솔방울 샘의 합성 능력을 감소시키게 됩니다. 불소는 멜라토닌 합성과 관련된 효소 작용에도 영향을 줄 수 있습니다. 또한 불소는 멜라토닌 전구물질인 세로토닌이나 솔방울 샘의 다른 생성물(5-메톡시트립타민)의 합성에도 영향을 미칠 수 있습니다. 결국 인간의 솔방울 샘은 몸의 다른 부분보다 더 높은 불소 농도를 가지고 있습니다.

솔방울 샘이 불소로 인해 석회로 가득 차게 되면 멜라토닌 생산 능력을 잃을 수도 있습니다. 한 연구는 솔방울 샘의 석회화, 기능 부전으로 인해 발생할 수 있는 여러 문제들을 보여 주고 있습니다. 우울증, 불안, 식이장애, 정신분열 등 다양한 형태의 정신질환들이 포함되어 있습니다. 이 발견들은 전반적으로 멜라토닌이 기억 조절, 인지 능력과 밀접한 연관이 있다는 것을 보여 주며, 정서적 과정에 관여할 가능성도 보여 줍니다.

이러한 발견들은 의식, 기억, 스트레스 메커니즘에서 멜라토닌이 특별한 역할을 강조하며, 다양한 정신장애를 가진 환자들에서 나타나는 멜라토닌 변화를 보여 주는 정신병리학 연구 결과와도 일치합니다. 행복과 같은 감정들이 우리가 바라는 것만으로 자동적으로 생기지 않는다는 사실을 알아야 합니다. 이러한 감정은 뇌의 화학물질에 의해 조절되기 때문입니다. 뇌에서 충분한 세로토닌이 분비되지 않으면 화학적으로 행복을 느끼지 못할 수 있습니다. 그래서 우리가 삶에서 행복을 느끼기 위해서는 세로토닌이 얼마나 중요한 역할을 하는지를 알 필요가 있습니다.

약리학 교수인 니콜라스 지아민 교수와 정신의학 교수 대니얼 프리드먼은 인간의 뇌에서 세로토닌을 생성하는 다양한 장소가 있다는 사실을 확인했습니다. 시상조직에서는 1그램당 61나노그램, 해마에서는 56나노그램, 중뇌의 중심회백질에서는 482나노그램의 세로토닌을 발견했습니다. 그러나 가장 풍부하게 세로토닌을 생성하는 곳은 솔방울 샘이었으며, 1그램당 무려 3,140나노그램의 세로토닌이 발견되었습니다.

이들은 일부 연구에서 솔방울 샘이 석화되지 않은 환자들은 근육긴장 이상운동의 강도가 석회화가 진행된 환자들에 비해 크게 다르다는 사실을 발견했습니다.

고대 히브리, 그리스, 마야, 중국과 인도문화의 위대한 업적들은 거의 같은 시기에 이뤄졌습니다. 서로 연락을 주고받지 않았을 텐데 솔방울 샘에 대한 고대 기록들도 어떻게 똑같이 중요성을 알았을까요? '차크라'라는 단어와 뱀을 상징하는 쿤달리니에 관한 기록들이 전혀 교류가 없었을 듯한 고대 여러 지역에서 어떻게 똑같이 기록되었을까요? 피라미드도 이집트뿐만 아니라 어떻게 고대 1만 년 전의 여러 문명에서도 발견되는 것일까요?

불교의 상징으로만 여겼던 卍도 고대 볼리비아의 유적인 '태양의 신'이라는 문(門)에서도 정확히 卍가 새겨져 있었습니다. 그리스 아르테미스 신전 기둥에도 온통 卍가 새겨져 있습니다. 서로 교류가 없었던 고대 문명들이 어떻게 똑같은 문명을 공유하고 있었을까요? 홀로그램 우주의 집단무의식으로 칼 융이 말하는 동시성을 보여 주는 걸까요? 다우징이 작동하는 원리도 솔방울 샘과, 소스필드나 토션장이라고 불리는 정보영역이 서로 공명하는 것으로 설명할 수 있습니다. 그리고 인체는 상온초전도체가 내장되어 양자컴퓨터의 조건을 갖추고 있는 생체바이오 머신이라는 것을 보여주는 것이 2장과 6장에서의 중요한 내용입니다.

2장

창조의 비밀
정보영역장에 접속하기

정보영역장과 공명하는 인간의 DNA

토션장에 대한 연구는 구소련에서 국가적으로 추진된 전략적 과학기술사업으로 전개되었습니다. 이후 아키모프와 노벨 물리학 수상자인 프로크로로프가 주도한 토션장 발생장치의 개발이 이루어졌습니다. 또한 1990년대 초에는 쉬포프 박사의 "A Theory of Physical Vacuum"에 의해 토션장에 대한 이론적인 규명이 이루어졌습니다.

러시아는 토션과학 기술 분야에서 선진국보다 15년 이상 앞서 있는 것으로 알려져 있습니다. 토션장은 인체에도 영향을 미치며, 인체는 지속적으로 변화하고 움직이는 전자기장이 존재합니다. 이러한 전자기장은 토션장의 특성에 따라 주변의 물질들과 상호 작용 합니다.

러시아 과학자들의 연구 논문과 실험을 통하여 입증된 바에 의하면, 토션장은 중력과 같이 원거리에서 작용하는 힘이고, 생명, 무생물, 모든 물체에서 나오는 힘이며, 존재하는 모든 것의 고유한 힘으로 가지고 있는, 다차원 공명현상을 일으키는 힘입니다. 이러한 토션장 개념은 기존의 물리학의 패러다임을 바꿀 만한 이론입니다. 여러 과학자들이 토션장을 도입하여 아인슈타인의 중력 이론을 보완하려는 시도를 했었는데 이렇게 하여 아인슈타인-카탄 이론이 태어났습니다. 그러나 토션장의 작용 상수가 매우 작기 때문에 토션장의 영향을 쉽게 관찰할 수 없었으며 따라서 과학자들의 관심을 끌지 못하였습니다. 구소련에서는 국가적인 과학기술사업으로 비밀리에 토션장에 대한 연구가 진행되었으며 그래서 그 연구 내용도 공개되지 않았습니다. 그러던 중 구소련이 붕괴되면서 토션장에 관해 그동안 축적된 내용이 부분적으로 조금씩 서방세계에 알려지게 되었고 드디어 1996년 러시아는 서방 세계에 최초로 토션장 연구 현황을 공개하였습니다.

토션장은 회전체에서 발생하는 힘으로 주위의 에너지와 상호 작용 하는 특징을 가지고 있습니다. 그리고 토션장은 자신의 작용력을 주변에 기억시키는 효과를 가지고 있습니다. 이 특징을 이용하여 특정 물질에 인체에 유익한 필드를 지속적으로 방사하면 해당 물질은 유익한 전자기파를 기억하고 외부에서 방사되던 장의 영향력이 없어진 후에도 계속해서 유익한 장을 방출하게 됩니다.

그동안 러시아에서 토션장에 관한 연구가 활발히 진행될 수 있었던 배경에는 두 사람의 물리학자의 공로가 있었기 때문입니다. 그 첫 번째 인물은 1950년대 구소련의 천체물리학자 니콜라이 코지레프이며, 자유 낙하 하면서 회전하는 자이로스코프는 낙하시간이 각속도와 회전 방향에 따라 무게가 달라진다는 사실을 발견하였는데 그 원인은 토션장의 존재에 의하여 무게의 변화가 발생할 수 있다고 해석하였고, 또 행성으로부터 오는 광속보다 빠른 신호를 발견함으로써 토션장의 존재를 재확인하였습니다. 시간의 역행을 설명한 '코지레프의 거울'로도 유명합니다.

두 번째 인물은 1980년대 초에 러시아 물리학자 쉬포프이며 그는 우주의 진공으로부터 강한 토션장을 끌어낼 수 있다는 사실을 증명하였고 그는 오늘날의 토션역학의 기초를 다졌습니다.

쉬포프의 공로를 몇 가지로 요약할 수 있는데, 그것은 토션장이 물질에 미치는 영향에 관한 기전을 설명하였다는 점이며, 토션장의 특성을 규명하였다는 점이고, 세계에서 최초로 동적 그리고 정적인 토션장을 모두 발생시키는 토션 발생기를 발명하였다는 점입니다. 이와 같이 토션장은 정적인 것과 동적인 것이 있고 정적인 것을 토션장이라 부르고 동적인 것을 토션파라고 부르기도 합니다. 정적인 토션장이란 회전하는 물체의 회전 및 스핀의 각속도가 일정하고 변화하지 않을 때 공간에 형성되는 에너지장을 말하며, 동적인 토션파는 회전의 각속도가 계속 변화할 때 전파가 가능한 에너지파를 말합니다. 정적인 토션장은 매우 약해서 측정이 거의 불가능하나 동적인 토션파는 전달받는 물체의 스핀에 영향을 미치기 때문에 간접적으로 측정이 가능합니다.

지금까지 알려진 토션장의 특성을 요약하자면, 토션장은 축 대칭이며 토션파의 전달은 통신 거리에 관계없이 감쇄되지 않습니다. 토션파는 빛보다 빠르게 전파될 수 있으며, 모든 물체를 다 통과합니다. 토션장은 미래뿐만 아니라 과거까지 전파될 수 있습니다. 토션파는 스핀이나 회전의 배열 상태로 나타나는 정보를 전송하며, 에너지적으로 전송되는 것이 아니라 정보적으로 전송됩니다. 따라서 전송 시에 에너지 소모와 같은 것이 없습니다. 물리적 진공이 토션장이므로 토션파의 매개체는 진공입니다.

토션장에는 시계 방향으로 회전하는 우선형과 시계 반대 방향으로 회전하는 좌선형의 두 개의 극성을 가지며, 같은 극성끼리 끌어당기고 다른 극성끼리 반발합니다. 하나의 토션장은 다른 토션장과 상호 작용 하여 다른 토션장의 회전 상태를 바꿀 수 있습니다. 토션장의 정보는 주변 환경에 새로운 형태의 토션장을 유도할 수 있으며, 이러한 상태는 준안정상태로 고정될 수 있기 때문에 토션장 발생원이 다른 공간으로 이동하여도 변하지 않은 채 그대로 유지됩니다. 즉, 토션장의 정보가 주위 공간에 저장되어 흔적을 남길 수 있습니다.

토션장 이론에 따르면 우주의 허공, 즉 물리적 진공은 텅 비어 있는 것이 아니라 토션장이라는 원초적인 에너지로 가득 차 있으며, 이 토션장이 국소적으로 편광되면서 전자와 토션장이 되기도 하고, 또 전하와 전자기장이 되기도 하며, 나아가 질량과 중력장이 되기도 합니다. 따라서 전자, 광자, 원자, 분자, 전기장, 중력장 등 존재하는 모든 것은 토션장을 포함하고 있습니다.

이것은 마치 미국의 물리학자 데이비드 봄의 숨은 질서 이론과 유사하며, 독일의 물리학자 메일이 주장한 뉴트리노 이론과 동일합니다. 토선장 이론에서는 스핀 운동이나 회전하는 모든 것이 토선장을 발생시킵니다. 따라서 전자, 광자, 양성자, 중성자 등 소립자의 모든 것은 토션장을 발생시킵니다. 이렇게 해서 발생한 토션장은 소립자 주위에 오라의 모양으로 존재합니다. 그뿐만 아니라 전기장이나 중력장에도 토션장이 내포되어 있습니다. 따라서 실로 토션장이 없으면 그 존재 자체가 사라지는 것이므로, 토션장은 어디에서나 발견될 수 있습니다.

스핀 운동을 하는 전자나 원자, 회전하는 모터, 팽이, 회전 전류, 자석 등 전기적, 자기적 또는 기계적으로 회전하는 다양한 회전체가 회전할 때, 영구자석은 그 자신의 토션장을 가집니다. 전자파에는 고유의 토션장이 존재합니다. 따라서 전자기장과 상관없이 존재하는 토션장은 존재할 수 있지만 토션장이 함께하지 않는 전자기장은 존재할 수 없습니다. 다양한 형태의 도형이나 기하학적 구조물에도 토션장이 존재합니다. 생명체에도 토션장이 존재합니다.

특수하게 조직화한 편광스핀을 가지는, 예를 들면 자석 같은 재질을 사용하는 것과 정전기장이나 전자기장에서의 토션장을 이용하는 것, 그리고 소재를 특수한 방식으로 회전시키는 것, 예를 들면 기계적으로 회전하는 질량을 가진 것 혹은 자기장을 회전시키는 것 등이 있습니다. 그리고 물리적 기하학적 형태를 가지는 모든 물체는 그 기하학적 특성에 따라 좌선성 또는 우선성 토션장을 발생시킵니다.

러시아 과학자 포포닌(V. Poponin)은 레이저를 이용하여 DNA 구조에 관한 회절 실험을 하고 있었습니다. DNA 절편을 걸지 않고 레이저를 쏘면 모니터에 아무것도 나타나지 않습니다. 그러나 DNA 절편을 걸고 레이저를 쏘면 DNA의 정보가 모니터에 나타납니다. 그런데 어느 날 퇴근하면서 포포닌은 DNA 절편은 치우고 레이저는 끄지 않았습니다. 포포닌이 다음 날 아침에 출근하여 보니까 레이저는 켜져 있고, DNA 절편은 없는데 모니터에는 파동 정보가 나타나 있었습니다. 포포닌은 매우 의아하게 생각하여 이 실험을 반복했는데 계속 재현성이 있었고 이 파동 정보는 몇 개월 동안 지속되었습니다. 그래서 포포닌은 이것이 DNA의 토션장이라 생각했으며 이런 현상을 유령 DNA 효과라고 불렀습니다. 그 후 미국의 물리학자 윌리암 틸러가 포포닌의 실험을 주목했는데 포포닌과 동일한 결과를 재현할 수 있었습니다. 루퍼트 셸드레이크도 보이지 않는 형태장이 신체 내의 DNA와 공명하여, 자기를 복제한다고 했습니다. 포포닌이 말한 DNA 토션장과 같은 개념입니다.

러시아의 짱 칸젠은 생체의 토션장을 수신하기도 하고 송신하기도 하는 장치를 개발하였습니다. 그는 이 장치를 이용하여 달걀의 토션장을 복사하여 오리알에 전송한 다음, 오리알을 부화시키면 닭과 오리의 잡종이 생긴다고 하였습니다. 즉, 유전자 조작 없이 유전정보가 전달되었다는 것이었습니다.

또 러시아 생물물리학자 가자르제프는 도롱뇽 배아에 강한 자기장을 조사하여 배아의 토션장을 여기시킨(에너지를 넣어서 반응하기 쉬운 들뜬 상태로 만든) 다음에 반송파로 고주파를 조사하였습니다. 그래서 도롱뇽 배아의 토선장을 고주파에 변조시켰습니다. 이와 같이 변조된 도롱뇽 배아의 토션장을 개구리 배아에 조사하였습니다. 그랬더니 개구리 배아는 도롱뇽이 되었습니다. 이와 같이 유전자 그 자체를 연구하는 것이 아니라 유전자의 토션장을 연구하는 분야를 파동 유전학이라고 부릅니다.

구소련의 생물학자 알렉산더 가르비치는 발육 중인 배아(胚芽)로부터 발이 될 조직의 일부를 떼어 내어 장래에 손이 될 부분으로 이식하면 이식된 조직은 발이 되는 것이 아니라 손으로 된다고 하였습니다. 이것은 조직에는 고유의 토션장이 존재함을 의미합니다.

퍼잘 및 실비아의 보고에 의하면, 평소 맥주와 통닭을 싫어하는 사람이 심장이식 수술을 받고 난 후 갑자기 맥주와 통닭이 먹고 싶게 된다고 하였습니다. 이러한 현상은 이식된 심장 내에 기증자의 토션장이 내장되어 있어 장기 이식과 더불어 같이 전달된 것을 의미하는 것이었습니다.

또 런던 개방대학의 호 교수는 생물체는 모두 고유의 토션장을 갖고 있다는 점, 이 토션장은 살아 있는 생체에서는 액정구조를 하고 있다는 점, 그리고 이 액정구조에서 공진파를 방출한다는 사실에 착안하여 이중굴절 현미경을 이용하여 초파리 유충의 토션장을 사진으로 관찰할 수 있었습니다.

토션장은 생체장을 하나로 연결하는 기능을 합니다. 인체에서 간, 뇌, 대장 등은 서로 분리되어 있지만 간의 토션장, 뇌의 토션장 그리고 대장의 토션장 등은 하나의 생체장으로 연결시키는 역할을 합니다. 이와 같이 토션장은 하나로 연결되어 있기 때문에 인체 내에서 초고속으로 정보를 전달하는 것이 가능합니다.

현대의학에서는 어떤 화학물질이 세포에 가서 작용을 하려면 화학물질이 먼저 세포막에 있는 수용체와 결합을 한다고 생각합니다. 이때 화학물질과 수용체와의 관계는 마치 자물쇠와 열쇠의 관계로 생각합니다. 그래서 만약 키가 맞지 않으면 자물쇠가 열리지 않아 화학물질은 세포에 가서 작용을 할 수 없다고 생각합니다. 그러나 프랑스의 벵베니스트는 어떤 분자와 수용체가 자물쇠와 열쇠의 관계로 결합한다는 것은 마치 한강에 돌을 던져서 찾는 것과 같이 어려운 일이라고 하였습니다. 왜냐하면 인체에서는 수많은 분자들이 물에 녹아서 무작위로 움직이고 있기 때문이라고 했습니다. 따라서 벵베니스트는 분자의 에너지장과 수용체의 에너지장이 서로 공명에 의하여 정보를 교환한다고 하였습니다. 벵베니스트의 표현을 빌리자면, "분자가 세포한테 일정 주파수내에서 말을 건다."라고 했습니다. 이와 같이 에너지장끼리의 공명에 의해서 정보를 교환하기 때문에 거리가 문제 되지 않는다고 하였습니다. 그래서 에너지장은 정보를 교환하는 중요한 역할을 한다고 하였습니다.

벨기에의 화학자 프리고진은 에너지장은 자기조직화하는 능력이 있다고 하였으며 프리고진은 이 자기조직화하는 에너지장을 연구한 공로로 노벨상을 수상하였습니다. 여기서 프리고진이 말하는 자기조직화하는 기능이란 토션장의 기능을 의미하는 것이었습니다.

인체에서 위벽은 5일마다, 지방조직은 3주마다, 피부는 5주마다 그리고 뼈는 3개월마다 탈락됩니다. 이와 같이 탈락된 부위는 본래의 모습대로 재생하게 되는데 이와 같이 탈락된 부위가 본래대로 재생할 수 있는 것은 토션장의 자연치유하는 기능, 즉 자연치유력이 있기 때문입니다. 프랑스의 면역학자 벵베니스트는 물의 에너지장이 기억하는 능력이 있다는 확실한 증거를 제시한 바 있습니다. 토션장은 열린계이기 때문에 우주의 공간에너지와 정보 및 미약에너지를 흡수 및 저장하는 기능을 합니다.

토션장은 인체를 둘러싸고 있으면서 인체를 보호하는 기능도 합니다. 만약 토션장에 장애가 발생하면 주위 환경의 에너지장이 인체를 침해할 수 있게 됩니다. 그래서 육체적 질병이 발생하거나 혹은 정신적 질병이 발생할 수 있습니다. 인체의 토션장은 지구의 회전, 태양이나 달의 주기 등을 인식하는 능력이 있어 시간을 재는 기능을 합니다. 즉 생체시계의 기능을 합니다.

인체의 토션장은 위에서 살펴본 바와 같이 중요한 역할을 하기 때문에 토션장에 문제가 생기면 이로 인하여 육체적 질병이 발생할 수 있습니다.

간단한 예를 들어 보면 이렇습니다. 세포의 토션장이 정상일 때는 분자의 토션장과의 공명이 잘 이루어지고 따라서 정보를 잘 교환합니다. 그러다가 세포의 토션장이 약간 교란될 때는 그래도 세포는 분자의 토션장과 공명할 수 있습니다. 세포의 토션장이 심하게 교란될 때는 세포는 분자의 토션장과 공명을 할 수 없습니다. 이와 같이 세포의 토션장이 심하게 교란되면 다른 세포의 토션장 혹은 여러 가지 물질의 토션장 등과 공명을 할 수 없으며 따라서 세포는 기능 이상이 생기는데 이것을 흔히 미병이라고 부릅니다.

다시 말하면, 토션장에 장애가 생기면 곧바로 육체에 변화가 생기는 것은 아니고 다만 기능에만 장애가 생기는데 이것을 미병이라고 합니다. 이러한 미병 상태에서는 토션장의 교란에 의하여 환자는 괴로운데, 육체에는 아직 변화가 없기 때문에 병원에 가서 종합검사를 하여도 뚜

렷한 질병이 나타나지 않습니다. 그러나 미병의 상태가 해결되지 않고 오래 지속되면 드디어 해부학적인 변화가 초래되는데 이렇게 되면 현대의학에서 진단이 가능하게 되어 질병으로 판명됩니다.

따라서 질병이란 토션장의 불균형이 지속되어 드디어 해부학적 구조에 변형을 일으킨 것입니다. 토션의학, 즉 파동의학에서는 바로 이 토션장의 불균형, 즉 미병 상태를 진단할 수 있기 때문에 병을 미리 예방할 수 있는 것입니다.

토션장 측면에서 질병은 다음과 같은 경우에 발생할 수 있습니다. 토션장의 정체는 질병을 일으킬 수 있는데, 예를 들면 운동을 하지 않는다든지 혹은 찬 음식을 많이 먹는 경우에는 토션장의 정체가 생기기 쉽습니다. 음식이 아무리 칼로리가 충분하고, 세균이 없으며, 중금속 등이 없다는 판정을 받았다 하더라도 나쁜 토션장을 가진 음식은 질병을 일으킬 수 있으며, 물도 세균이나 중금속 등이 없다는 판정을 받았다 하더라도 나쁜 토션장을 가진 물은 질병을 일으킬 수 있습니다. 나쁜 토션장을 가진 전자기파는 질병을 일으킬 수 있습니다. 스트레스는 나쁜 토션장의 일종이므로 질병을 일으킬 수 있습니다.

러시아에서 개발된 토션발생기를 통해 이러한 특징을 어떤 물체에도 적용할 수 있게 되었습니다. 인간의 삶에서 가장 중요하고 가까운 의식주와 관련된 물질에 인체에 유익한 토션장을 형성하면 보호의 차원을 넘어 치유의 효과를 나타낼 수 있습니다. 특히 수맥파와 같은 유해한 파장은 심한 경우 치명적인 상황을 초래할 수 있으므로, 긍정적인 토션장이 수맥파를 차단하고 면역 기능을 강화할 수 있습니다.

토션장을 응용하는 것들을 만들 수 있는 것은 특별한 성질을 가진 물 때문입니다. 인체는 70%가 수분으로 구성되어 있기 때문에 많은 사람들이 좋은 물을 섭취하기 위해 노력해 왔습니다. 하지만 토션장을 이용하여 만든 물은 기존의 물들과는 차원이 다르다고 볼 수 있습니다. 1922년 프랑스의 수학자인 카탄이 발견한 바에 의하면, 회전은 전자기장이나 중력장과는 완전히 다른 현상인 에너지장을 발생시킨다는 사실을 알게 되었습니다. 물리학적으로 생각해 보면, 전기로부터 전자기장이 형성되는 것처럼, 계를 회전시키면 토션장이 형성되는 것입니다.

각각의 원자는 핵을 가지고 있으며, 전자나 핵의 스핀 방향이 서로 다릅니다. 원자핵과 전자의 스핀 배열 상태에 따라 특정한 토션장이 생성됩니다. 게다가 단순한 회전뿐만 아니라 원자의 물리적 회전 방향에 따라 나선형 회전을 포함한 다양한 공간 구조를 가진, 특별한 토션장이 형성됩니다.

각각의 물질 속 원자는 핵과 전자의 스핀, 그리고 원자의 물리적 회전이 정렬되어 있으며, 이에 따라 각 원자의 토션장들이 중첩되어 전체 물질의 토션장이 공간에 확장됩니다. 따라서 각 물질은 독특한 토션장을 형성하게 되는 것입니다. 또한, 회전하는 물체의 회전 및 스핀 속도가 일정하고 변경되지 않는 경우, 정적 토션장이 형성되며, 회전 속도가 계속 변하는 경우, 동적 토션장이 형성됩니다. 동적 토션장의 경우, 토션파가 전파됩니다.

토션파는 독특한 특성을 가지고 있습니다. 허수 영역의 시공간에 해당되기 때문에 빛의 속도에 비해 엄청나게 빠른 속도로 토션파가 전파됩니다. 사실상 거의 동시라고 봐야 할 정도입니다. 특히, 전자기장이 생성되는 경우, 물질의 스핀에 어느 정도 영향을 주기 때문에, 전자기장과 토션장은 함께 발생하게 됩니다. 따라서 토션장은 특별한 전자기적인 시스템을 이용하여 발생시킬 수 있습니다. 또한, 토션장에는 히란야나 부적과 같은 2차원적인 도형에서 발생할 수도 있으며, 3차원 공간의 특이한 배열인 피라미드와 같은 구조에 의해서도 발생합니다. 이러한 것들이 효과를 나타내는 것의 이유가 됩니다.

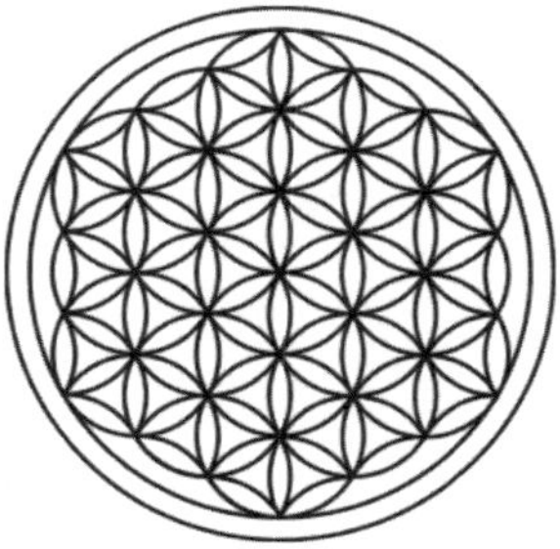

생명의 꽃 만다라
: 토션장이 발생하는 2차원 도형인 히란야의 한 예

최근에는 러시아 팀이 위성사진으로 토션장을 측정하여 일부 지역의 금광맥을 탐지하는 데에도 활용되었습니다. 이러한 것을 우리는 생체기계인 인간의 몸을 직접 이용하여도 할 수 있습니다.

토션장은 주로 러시아의 몇몇 과학자 그룹에 의해 최소한 30년 이상 거의 비밀스럽게 연구되어 온 것으로 알려져 있습니다. 지난 수십 년 동안 이 연구는 자연과학, 특히 물리학과 생물학에서 설명할 수 없었던 많은 미시적 및 거시적 현상들을 규명할 수 있는 가능성을 제시하고 있습니다.

아키모프 박사는 물의 기억 효과를 활용하여 인간의 토션장을 회복시키는 방식으로 의료 분야에서 사용할 수 있으며, 각종 전자파를 차단하는 차폐 기술 등 다양한 분야에서 활용할 수 있다고 말합니다. 물의 기억 효과를 이용하는 동종요법과 플라워에센스, 바이알 치유, 수맥파 등 지구 유해파와 전자파를 차단하고 몸에 유익한 파장을 넣어 주는 장비와 기계들이 우리나라와 유럽, 일본, 북미 등에서도 현재 점점 퍼져 나가고 있습니다.

시공간에너지, 양자중력, 반중력, 평행현실, 양자기하학, 볼텍스포인트 등 내용면에서도 러시아의 과학자들이 지대한 역할을 했습니다. 아키모프에 의하면 사람의 뇌는 눈에 보이는 물리적 구조의 뇌만 존재하는 것이 아니라고 하였습니다. 토션장의 원리에 의하여 뇌는 물리적 구조의 뇌와 뇌를 둘러싸고 있는 토션장으로 구성되어 있다고 하였습니다. 아키모프의 설명에 의하면 뇌는 본래부터 토션장이라는 구조가 존재하고 있으며 만약 뇌에 토션장이 없다면 뇌 자체가 존재할 수 없다고 하였습니다. 이와 같이 뇌에는 정적인 토션장이 본래부터 존재하고 있는데 아키모프는 이것을 의식이라고 하였습니다.

아키모프에 의하면 뇌의 토션장인 의식이 주어진 공간에서 정적으로 존재하지만 특정한 경우에 토션장이 동적인 토션파로 바뀌어 뇌의 외부로 방사할 수 있다고 하였습니다. 즉, 의식이 뇌를 벗어나 외부로 전달될 수 있다고 하였습니다. 이와 같이 뇌의 외부로 방사된 토션장은 토션장의 원리에 의하여 다른 사람의 의식인 토션장에 영향을 줄 수 있고 이뿐만 아니라 외부의 물질의 토션장과도 상호 작용을 하여 물질에 영향을 줄 수 있다고 하였습니다. 우리의 의식(토션장)은 다른 물질의 토션장을 감지하는 데 사용하는데 이것이 바로 인지작용이라고 하였습니다. 그리고 다른 사람의 의식(토션장)이나 물리적 진공의 토션장의 영향을 받을 수 있다고 하였습니다.

아키모프는 우주 공간의 어디에서나 토션장이 존재하고 우주에 존재하는 모든 것은 토션장이라는 공간 안에 위치하고 있기 때문에 원격치유가 가능하다고 하였습니다. 먼저 서울에 있는 방송국의 아나운서의 목소리를 대전에서 라디오를 통해서 어떻게 들을 수 있는가를 살펴보면, 아나운서의 육성을 그대로 대전에서는 들을 수 없으므로 서울의 방송국에서는 아나운서의 목소리를 고주파라는 반송파에 실어(변조시켜) 방송을 통하여 전국으로 전파합니다. 대전에서 라디오 수신기를 가지고 방송국 주파수를 맞추면 수신기는 수신된 반송파를 제거하고 아나운서의 목소리만 선별하여 증폭해서 우리들의 귀에 들려줍니다. 이와 같이 통신이라는 것은 전달하는 사람의 정보신호가 반송파에 변조되고 그것이 수신기에 전달되는 것임을 알 수 있습니다.

원격치료의 경우에도 이와 마찬가지입니다. 치료사는 환자를 치료하고자 하는 정보를 뇌에서 생성합니다. 이때 뇌에서 생성된 치료 정보는 뇌의 토션장에 기록된 정보입니다. 이와 같이 생성된 치료 정보는 반송파를 이용하여 환자에게 전달하여야 하는데 참 편리하게도 우주의 공간에는 이미 토션장이 충만하게 있기 때문에 별도의 반송파가 필요하지 않습니다. 그냥 환자에게 보내기만 하면 됩니다. 또 편리하게도 토션장은 시간과 공간의 구애를 받지 않고 빛보다 빠른 속도로 환자에게 전달될 수 있습니다.

동종요법은 치료원액을 희석시켜 최종 희석액에 치료원액의 분자가 거의 없어도 희석액의 토션장에 기록되어 있어 치료 효과를 발휘합니다. 이러한 치료법은 인체의 자연치유력, 물의 기억 효과 등을 이용하여 효과를 발휘합니다.

토션장 발생장치의 치료 효과에 관한 기초 연구도 있습니다. 소련의 생물학자 사카로프는 예를 들어 파리의 유전자를 변형시킨 후, 정상적인 파리의 유전자로부터 정보장을 추출하여 조사하는 방법을 통해 유전자 치료가 가능한 것을 입증하였습니다. 또한, 불가라는 물리학자는 초산의 토션장에서 정보를 일반적인 물에 전사시킬 수 있는 방법을 개발하였습니다.

또한, 사카로프는 면역학자로서 방사선에 노출된 생쥐의 흉선, 임파선 및 비장 등의 조직 파괴 현상을 관찰하였습니다. 그러나 정상적인 토션장으로 조사한(쏘여 준) 결과, 이러한 장기들의 조직 파괴가 회복되었습니다. 이는 정보장 제어가 조직 회복에 긍정적인 영향을 줄 수 있다는 것을 말해 줍니다.

이러한 연구 결과는 정보장 발생장치를 통한 치료의 가능성을 시사합니다. 이러한 치료법은 암뿐만 아니라 다른 질환에 대해서도 적용 가능할 것으로 예상됩니다. 따라서 토션장 발생장치를 이용한 치료는 매우 희망적이고 효과적인 방법으로 평가되고 있으며, 이를 통해 많은 사람들에게 긍정적인 결과를 제공할 수 있을 것으로 기대됩니다.

현재 많이 알려져 있지 않은 이론과 기술들이 제대로 알려지고 활용된다면 이는 미래의 새로운 기술들을 접하고 실제 쓸 수 있는 중요하고 소중한 기회가 될 것입니다.

한편 스칼라파 발생장치는 테슬러 코일(Tesla coil)을 사용하여 치료하는 방법입니다. 테슬러 코일은 특이한 코일 구조로 되어 있으며, 비자성체의 원통에 두 개의 코일을 감습니다. 이때 코일은 한쪽은 오른쪽으로 감고 다른 한쪽은 왼쪽으로 감아서 전류의 방향을 반대로 만듭니다. 이렇게 함으로써 두 개의 자장이 서로 상쇄되어 제로 자장이 형성됩니다. 이러한 상쇄 작용으로 새로운 에너지인 스칼라파가 발생하며, 이는 정보장에 해당하는 에너지파입니다.

러시아 과학자인 라코프스키는 1920년대에 테슬러 코일을 소형화하여 다중파동 발생장치를 개발하였습니다. 이 장치를 이용하여 암, 관절염, 만성 기관지염, 선천성 고관절 탈골 등 다양한 질환을 치료하였습니다.

뫼비우스 코일 또는 카튜세우스 코일은 테슬러코일을 개량한 것으로 철심이 없는 원통에 두 개의 코일을 감지만 테슬러 코일과는 감는 방식이 다릅니다. 테슬러 코일과 마찬가지로 전류는 반대 방향으로 흐르게 하여 자장을 상쇄시키며, 이 기기도 다양한 치료 효과가 있습니다. 순환 기능 개선, 면역세포 기능 개선, 내분비 세포의 기능 개선, 상처치유 촉진, 진통 효과, 스트레스 완화 등이 있습니다.

뫼비우스 코일에 주파수 발생장치를 결합한 스칼라파 발생장치도 있습니다. 주파수는 다양한 범위를 사용할 수 있으며, 일반 컴퓨터의 신호 발생 프로그램을 이용하여 결합시킬 수 있습니다.

글로벌웰니스라는 회사는 뫼비우스 코일에 주파수 발생장치를 부착하여 병명에 따라 서로 다른 주파수를 조절할 수 있는 자동코드를 개발하였습니다. 이를 통해 병명에 따라 코드를 선택하여 치료할 수 있습니다.

플라즈마파에 주파수 발생장치를 결합시키는 장치로 Raymond Royal Rife가 만든 라이프 장치라는 것이 있습니다. 1930년대, 라이프는 고배율의 특수 현미경을 개발해 살아 있는 바이러스도 관찰할 수 있었습니다. 이를 통해 병균이 고유의 주파수를 가지고 있다는 힌트를 얻게 되었고, 이러한 주파수를 이용하여 병균을 죽일 수 있다고 생각했습니다. 그리하여 병균을 죽이는 주파수를 발견하고, 이를 만들기 위해 주파수 발생장치인 라이프 장치를 개발했습니다.

라이프 장치는 플라즈마파를 발생시키는 장치, 플라즈마파를 운반하는 반송파를 만드는 장치, 그리고 치료 주파수를 만드는 장치 등으로 구성되어 있습니다. 플라즈마 발생장치는 특수한 관에 가스를 채워 넣고, 이에 라디오파와 같은 고주파를 쏘면 가스의 구조가 해체되어 플라즈마파가 방출됩니다. 이 플라즈마파는 공간의 정보장을 유발하며, 색깔이 있어 눈으로 확인할 수 있으며 6~12피트(2~4m)까지 뻗어 나갈 수 있어 여러 사람을 동시에 치료하는 것이 가능합니다.

라이프 장치의 치료 효과는 다음과 같습니다. 항암 효과가 있는 것으로 알려져 있으며, 세균을 박멸하는 효과가 있습니다. 또한 면역세포의 기능을 강화시키고, 체질의 산성을 교정합니다. 세포 및 조직에 산소를 공급하고, 혈액 순환을 개선하는 효과가 있으며, 강력한 진통 효과를 보입니다.

1960년대에는 프랑스 물리학자 안토니 프리오르가 플라즈마파 발생 장치를 이용하여 다양한 주파수를 제공하면 치료가 가능하다고 생각했습니다. 그는 세포를 배터리로 간주하고, 세포의 전압이 낮아지면 질병이 발생한다고 생각했습니다. 따라서 플라즈마파를 이용하여 고주파 영역의 광대역 주파수를 세포에게 주면 세포들이 스스로 에너지를 충전하기 위해 맞는 주파수를 스스로 찾아내게 될 것이라고 생각했습니다. 그 결과, 세균을 죽이지 않아도 면역세포의 기능이 강화되어 스스로 세균을 처리하는 것을 발견하였으며, 독소를 제거해 주는 기능도 확인했습니다. 이를 위해 프리오르 장치라는 장치를 개발하였습니다.

1990년, 뉴욕 알버트 아인슈타인 의과대학의 스티븐 칼리 박사는 혈액에 포함된 에이즈 바이러스를 50부터 100마이크로암페어의 미세전류가 있는 상태의 배양 접시에 노출시키면 해당 바이러스가 살아남지 못한다는 사실을 발표했습니다. 이 미세전류의 역할로는 바이러스의 외부 단백질을 변형시켜 세포에 결합하지 못하게 하는 것과 바이러스를 처치하는 백혈구의 활성을 증가시켜 바이러스에 대한 대응 능력을 향상시키는 것으로 설명되었습니다. 그러나 이 연구 내용은 후에 알려지지 않은 채로 사라져 버렸고, 이유는 알려지지 않았습니다.

몇 년 후, 미국의 대체의학에 관심을 가진 밥 벡이 이 연구 내용을 재현하는 데에 성공했습니다. 밥 벡이 개발한 미세전류 치료기는 9볼트 건전지 3개(총 27볼트 사용)를 사용하며, 4~5Hz의 주파수와 100마이크로암페어 미만의 미세전류를 사용합니다. 이러한 미세전류는 혈관을 통해 전달하는 것이 가장 효과적이라고 합니다. 따라서 벡은 전극을 손목의 요골동맥 부위에 두는 것을 권장했습니다. 벡에 따르면, 매일 4~6주 동안 120분씩 치료를 진행하면 에이즈 바이러스를 비롯한 다른 바이러스뿐만 아니라 세균, 진균균 및 기생충 등을 95% 이상 치료할 수 있다고 합니다.

미세전류 치료기를 사용할 때 주의사항으로, 세포막을 자극하여 통로를 열어 주는 역할을 하는 미세전류가 독성 물질을 함유한 음식이나 음료를 복용할 경우 독성 현상을 유발할 수 있으므로 이러한 음식을 피해야 합니다. 또한 감염이 심한 경우 장기간 치료를 시작할 경우 독성 반응이 나타날 수 있으므로 초기에는 짧은 치료 시간을 권장합니다.

미세전류로만으로는 완벽한 치료가 어렵다고 밝힌 밥 벡은 세균이 임파관이나 임파절에 숨어 있는 경우 미세전류만으로는 효과적이지 않다고 말했습니다. 따라서 벡은 세균을 몸 밖으로 끌어내기 위해 자기박동

기라 불리는 장치를 사용할 것을 권장했습니다.

뫼비우스 코일은 새로운 복잡한 조화 진동을 생성합니다. 이와 같이 위상형 코일 내의 에너지를 연구하는 분야를 위상전자학이라고 합니다. 존슨은 뫼비우스 구조에서 전자기장의 상쇄 작용으로 인해 국소 시공간의 곡률이 발생하며, 이로 인해 고차원 에너지가 우리 일상의 3차원 세계로 들어오게 된다고 언급했습니다. Seike는 이 분야에서 많은 연구를 수행한 학자로, 뫼비우스 코일에 흐르는 전기 전위의 자기 선속을 맥스웰 방정식에 대입하면, 이에 대응하는 허수를 통해 정전기 스칼라 에너지의 허수와 자기장에 대응하는 허수를 얻을 수 있다고 밝혔습니다. 이 허수는 전자의 네거티브에너지와 관련이 있다고 설명했습니다.

위상 짝짓기를 사용하는 방법은 비선형 광학에서 주로 활용됩니다. 이 방법은 자기소멸 코일을 사용하지 않고, 위상 짝짓기를 통해 자기체기준 미세에너지를 생성하는 것을 목표로 합니다. 페퍼에 따르면, 전자기장을 비선형 거울에 반사시키면(코지레프 미러) 원래의 미세에너지와 위상적으로 짝짓기된 미세에너지가 복제된다고 설명되었습니다. 이렇게 복제된 에너지는 시간을 역행하며 원래의 미세에너지로 돌아간다고 합니다. 이 기술은 1930년대 레이몬드 라이프가 고출력 라이프 현미경을 개발할 때 사용된 기술 중 하나였습니다.

플라즈마 튜브를 이용하는 방법은 비선형 플라즈마 물리학에서 미세에너지파를 생성하는 방법입니다. Well에 따르면 플라즈마를 펄스로 형성함으로써 미세에너지파를 발생시키는 방법이 있습니다. 플라즈마는 다양한 유형의 전자기장, 빛, 원형으로 편광하는 Alfven파, 이온성 음향파 등과 같은 미세에너지가 포함된 복합 구조물입니다. Bostick에 따르면 플라즈마의 보텍스 링 구조가 실험적으로 관찰되어, 플라즈마 튜브로부터 미세에너지를 방출할 수 있다고 발표되었습니다. 이러한 기술을 활용하여 프랑스의 Priore 및 미국의 Rife 등이 암 치료기를 개발했습니다.

이 이론을 응용한 장치들은 에너지 의학적 치료에 활용될 수 있어서 현대 의학의 치료 방법이 크게 발전할 수 있는 잠재력을 지니고 있습니다. 우리나라에는 독일의 타임웨이버(TIMEWAVER)에서 만든 힐리와 맥힐리가 들어와 있고 미국제품은 직구를 통하여 스푸키2(SPOOKY2)와 같은 제품들을 구입할 수 있습니다. 위의 이론들을 구현한 제품인 힐리와 맥 힐리, 스푸키2를 5장에 소개하였습니다.

우리나라에서는 김현원 박사가 부작용이 많은 약의 정보장을 미네랄 암반수에 전사하는 방식으로 자신의 친딸의 약을 만듦으로써 질환을 치료하고 그 외 많은 질환도 이러한 물의 특수한 능력을 이용하여 치료에 성공한 케이스가 있습니다. 본인이 직접 2차원 카드에 파동정보를 전사하여 홀로그램 원리를 이용한 3D카드를 만들어 더욱 간편하게 환자치유에 적용하였습니다. 이 방법도 실제 적용하면서 효과를 확인하였습니다.

저는 위의 여러 가지 이론과 케이스를 참고하고 그간에 익혔던 것을 바탕으로 바이알에 약의 파동정보를 전사하고 핑거다우징과 사진으로 환자에게 적합한 제품을 적용하여 최적의 약을 선택하여 증상을 치유해 왔고, 이 방법을 동료 약사님들에게 교육을 통해 알려 드리고 있습니다. 플라즈마에너지 제품과 뒤에 나오는 전위궤도단원자원소 개념의 제품, 그리고 해당 주파수도 활용하고 있습니다. 이렇게 파동정보를 이용하게 되면 좀 더 환자에 최적화된 방법을 고르고 응용할 수 있게 됩니다.

상위자아와 접속하는 다우징

다우징은 여러 기법과 도구들을 이용하며, 이러한 방법들은 기술적 진화를 거듭하고 있습니다. 나뭇가지를 이용하는 방법부터 펜듈럼, 다우징스프링 등을 이용하는 방법까지 다양한 방법이 있습니다. 그중에서도 피부와 근육을 이용하는 근육 반응 검사는 가장 직관적인 다우징 기법 중 하나입니다.

응용 근신경학(Applied Kinesiology)에서 널리 사용되는 암 테스트, 오링 테스트, 핑거다우징 그리고 슬라이드 테크닉 등 여러 형태가 있습니다. 이 기법들은 하나하나의 세부 기술적 차이는 있지만, 근육의 강해짐과 약해짐을 통해 신체의 에너지 흐름과 전기적 성질을 읽어 내는 원리는 동일합니다. 단순히 근육의 국소적 전기반응으로만 설명할 수도 있겠지만 차원을 달리하여 설명할 수도 있습니다. 홀로그램과 토션장의 이론으로 설명할 수도 있겠고, 앞으로 6장에서 설명할 특별한 인체 내부의 궁극의 입자와 우주의 정보영역의 공명으로 설명할 수도 있겠습니다.

어떤 설명이든 간에 이 기법들은 고대로부터 현대로까지 전해 내려온 비전으로 우리의 몸이라는 섬세한 에너지 기계를 통해 우주와의 연결 통로가 열린다는 개념으로 확장하여 설명할 수 있겠습니다. 도구와 몸의 미묘한 반응을 통해, 우리는 우리 몸의 내외부적 단서를 포착하여 건강 상태 등의 정보를 감지하고 치유의 길을 모색할 수 있습니다. 단지 이러한 몇 가지 기술만 숙달해도, 우리는 이 궁극의 치유 기술을 통하여 무한한 가능성의 세계로 나아갈 수 있습니다.

근육 반응 검사는 우리 몸이 갖는 신비를 보여 줍니다. 몸에 이롭고 조화로운 상태일 때는 근육이 강하게 반응하고, 불균형이 존재할 때는 근육의 힘이 약해진다는 단순한 메커니즘으로 설명하기도 하지만 그 안에 심오한 지식들이 숨어 있을 수도 있는 것입니다. 근육 반응 검사에 대한 의구심이 있을 수도 있겠는데, 그것은 이 기법을 배우고 내면화하여 숙달되는 과정을 통해, 그리고 이 책에서 양자물리학의 여러 이론들을 이해할 때, 그 의구심이 사라지고 인식이 변화되는 경험들이 하나둘씩 반복적으로 쌓이다 보면 확신으로 바뀌게 될 것입니다.

꾸준한 훈련과 시간을 통해 얻어지는 이 기법은 단순한 신체적 건강 체크뿐만 아니라 감정과 정신, 그리고 무의식에 깊게 자리 잡은 병적 상태의 본질적인 원인을 밝혀내는 데에까지 이르게 하는, 매우 특별한 기법입니다. 이것은 감춰진 내면의 메시지를 드러내고 치유의 문을 여는 열쇠로 문제의 근본 원인을 탐구하고 치유해 나가는 데 있어 필수 불가결한 도구가 될 수 있습니다. 터득하는 데 개인차가 있을 수 있지만 익숙해지기만 한다면 그 응용 가능성은 무궁무진합니다. 힘들다고 중간에 포기하기에는 너무나 아쉽습니다. 이 책에 나오는 모든 분야에 적용할 수 있는 핵심이기도 합니다.

근육 반응 검사는 단순한 힐링 기술을 넘어, 우주의 정보 영역으로부터 지식과 통찰을 이끌어 내어 물질계에 구현하게 하는 이 시대의 창조적 연금술의 훌륭한 도구가 될 수 있습니다. 이것은 유형과 무형의 세계를 연결하는 독특한 다리 역할을 함으로써, 우리가 우리 자신의 상황과 우주의 작동 원리를 이해하도록 안내할 것입니다.

지식의 확장에도 엄청난 도움을 줍니다. 외국의 파동의학 서적들에서 치유사로 등장하는 사람들도 거의 다 이것을 잘 활용하는 다우저입니다. 이들이 없었다면 이 분야의 진전은 이루어질 수 없었을 것입니다. 동종요법이나 플라워에센스에서도 치유 효과를 높이는 데 있어서 그 어떤 것보다 탁월합니다. 이 분야의 최고 위치에 있는 분들도 다 다우징 능력을 갖추고 있습니다.

일부 타고난 초능력자나 채널링 능력이 있는 소수를 제외하고 일반인이 익히기에 이것만 한 것이 없고 어찌 보면 명상과 함께 평범한 사람들이 접근이 가능하고, 실제로 쓸 수 있는 유일한 영역일지도 모르겠습니다.

과정 가운데 인식의 확장도 이룰 수 있게 되고 관련된 지식과 지혜에도 눈을 뜨게 됩니다. 현대 물리학에서도 시간이라는 개념은 실체라기보다는 의식의 창조물, 즉 환영에 가깝다는 의견이 지배적이고 현재라는 개념 역시 이러한 환영의 연속성 속에서 단지 하나의 순간으로 인지되는 어떤 것으로 여겨지고 있고 근육 반응 검사와 다우징, 그리고 앞으로 소개할 양자 파동기기들은 그래서 파동 치유에 있어서 이러한 시공간이라는 구속을 넘어설 수 있다는 것을 보여 줍니다.

그것은 마치 4차원 이상의 차원 속 시간과 공간이 가상의 영역과 같이 취급되는 가운데, 우리가 살아가는 3차원의 물질세계와 다른 차원과의 섬세한 공명을 추구하는 신기하고 놀라운 것들이라 할 수 있습니다. 예를 들어 5장에서 보여 드릴 힐리와 같은 양자파동기기가 작동하고 효과를 나타내는 것을 체험하다 보면 이게 무엇을 말하는 것인지를 알게 됩니다.

우리가 인식하는 소위 물질 우주에는 다양한 차원이 직물처럼 서로 엮여 있습니다. 가장 익숙한 것은 바로 촉각적으로 감지할 수 있고 눈으로 볼 수 있는 세계인 3차원 물질계입니다. 이곳은 빛의 속도가 최고 속도로 군림하는 영역입니다. 그다음에 위치하는 에테르계는 생명에너지와 정보가 교환되는 매개체로, 물질계와 감각을 초월하는 아스트랄계 사이를 이어 주는 신비한 경계입니다.

4차원의 아스트랄계는 정서와 감정의 영역이며, 5차원의 멘탈계는 사고와 이성이 작용하는 곳으로 더 높은 차원의 존재와 의식의 확장을 가능케 합니다. 각 에너지체는 섬세하게 더 높은 상위 영역과 하위 영역으로 구성되어 있으며, 이 모든 것은 정보영역으로 다층적으로 동시에 존재합니다. 4차원 이상의 차원에서는 빛의 속도를 능가하는 정보 전달이 가능해 단번에 존재의 본질을 파악할 수 있게 됩니다.

이 모든 과정은 수학적으로 허수 시공간의 홀로그램 개념을 통해 설명할 수 있으며, 이것은 다차원의 겹쳐 있고 접혀 있는 복잡한 연결망에 대한 설명입니다. 이 연결망을 통해 우리는 고전물리학적 세계를 넘어서는 깊은 이해에 접근할 수 있습니다. 윌리엄 틸러 박사는 현재의 과학인 미세에너지로 다차원의 여러 에너지계를 설명하였는데 과학자로서 틸러-아인슈타인 모델을 가지고 우주의 다차원적 존재방식과 그 성질을 설명합니다.

지금까지는 거의 모든 물리학자가 물체를 광속 이상으로 가속할 수 없다는 한계를 받아들였는데 광속보다 큰 수를 아인슈타인-로렌츠 변환에 대입하게 되면 허수인 -1의 제곱근의 형식으로 기술되는 허수영역이 나타나고 특별한 수의 범주에 들어가는 양자역학 방정식의 해법을 찾기 위해서는 이 허수 시공간의 개념이 있어야 보수 과학자들이 상상의 영역이라고 생각했던 고차원 현상을 기술할 수 있게 됩니다. 물질 시공간을 나타내는 포지티브 시공간과는 달리 초광속으로 운동하는 네거티브 시공간의 타키온이라는 입자의 존재를 설정하는 이유이기도 합니다. 물질의 원자를 구성하는 입자는 전기적으로 포지티브나 네거티브로 하전하거나 중립 상태에 있습니다. 네거티브 시공간 물질에는 미세에너지의 성질이 초광속으로 나타나는데, 아인슈타인-로렌츠변환의 모든 해가 네거티브 수가 되어 버리기 때문에 네거티브 시공간 입자는 네거티브 질량을 갖게 됩니다. 더 나아가 네거티브 시공간 물질은 네거티브 엔트로피 성질을 보여 줍니다.

엔트로피란 어떤 계가 무질서한 상태로 향하는 경향성을 뜻하는 말입니다. 엔트로피가 클수록 무질서가 증대하는 방향으로 향하므로 시간이 흐를수록 무질서가 늘어나서 물체는 흩어져 갑니다. 물질 우주에 존재하는 것 가운데 엔트로피 법칙에 반하는 가장 대표적인 것은 생명체입니다. 생명체는 네거티브 엔트로피 특성, 즉 조직의 무질서를 줄이는 경향성을 띱니다. 덜 복잡한 원소로 분해된 물질을 받아들여 그것들을 복잡한 생리화학적 부분으로 자기조직화합니다. 그래서 생명력과 생명체는 네거티브 엔트로피의 특성이 있습니다.

다우징과 근육 반응도 네거티브 시공간의 정보영역과 공명하는 방식으로 작동합니다. 토션장, 소스필드, 영점장 등 여러 가지 용어로 표현되는 이러한 정보영역은 여러 가지 현상을 통해서 서서히 드러나고 있습니다. 근본적으로 다우징이 작동하는 것을 잘 설명해 주는 이론은 토션장으로 볼 수 있습니다. 회전하는 물체에서 발생하는 힘은 회전력이라고 합니다. 이 힘은 물체의 질량과 회전 속도에 의해 결정됩니다. 회전력은 물체 주위에 토션장을 형성합니다.

미세진동 증폭기인 펜듈럼의 활용

근육 반응과 펜듈럼을 가지고 활용하는 것을 통칭하는 개념으로 다우징은 초심자도 쉽게 접근할 수 있는 영역이며, 개인차는 있겠지만 처음부터 자연스럽고 능숙하게 수행할 수 있게 되기도 하고, 꾸준한 연습과 필요한 지식만 갖춘다면 자신에게 적합한 답을 찾는 정도는 대부분 할 수 있게 됩니다.

건강을 유지하는 데 다우징을 활용하는 분야로는 의학 다우징이 있습니다. 식단 설정에 있어 개인에게 맞는 음식을 선택하거나 유해한 독소 및 화학 성분에 대한 노출, 필요한 미네랄이나 비타민의 결핍 여부 등을 펜듈럼을 통해 파악하는데 이는 정보 필드와 개인의 바이오에너지 정보 체계 간의 상호공명이라는 이론을 응용한 것으로, 이를 통해 신체의 다양한 요구를 공명으로 파악하고 필요한 조치를 취할 수 있습니다.

펜듈럼을 통한 다우징 절차에는 명확한 질문과 그에 대한 답변의 정확성이 필요합니다. 일반적으로 '예', '아니오', '보류', '알 수 없음' 등의 기본적인 반응을 먼저 확인하고, 다우징 세션 전후의 에너지 정화를 주기적으로 수행함으로써 질문에 대한 답변의 정확도를 향상시킵니다. 사용자의 지식과 인식의 범위가 확장될수록 다우징을 통한 접근 또한 무한하게 넓어집니다.

이는 다우징이 단순한 질문에 대한 답을 찾는 도구가 아닌, 창조의 세계를 탐험할 수 있는 무한한 데이터베이스로의 접근이라고 말할 수 있겠습니다. 우주의 정보는 에너지필드(토션장, 영점장) 안에 파동 형태로 존재하며, 필요할 때 언제든 이에 접속할 수 있다는 원리를 바탕으로 합니다. 다우징 능력을 향상시키고 이를 숙련하게 되면, 힐러는 환자에게 최적의 치유 방법을 제공할 수 있고, 연구자는 원하는 정보를 알아낼 수 있게 됩니다. 이 모든 것은 정보의 영역에 대한 적절한 질문을 만들고, 그에 대한 반응을 해석하는 능력에 달려 있습니다.

다우징 연습의 시작은 명확하고 간결한 질문 기법을 익히는 것부터입니다. 나아가, 부정적인 에너지를 정화하는 방법과 다우징의 적용을 위한 허락을 얻고 보호를 요청하는 절차를 알고 있어야 합니다. 개인의 영리나 공익에 반하는 목적으로 다우징을 사용하지 않겠다는 원칙 아래에서 구비된 다양한 다우징 차트, 해부도, 이미지, 표 등은 질문을 더욱 상세하고 체계적으로 수행할 수 있도록 하는 도구로 작용합니다.

인류는 오래전부터 제의와 기도를 통해 이러한 형태로 신성과 은밀한 교류를 나누며 살아왔습니다. 오늘날에도 많은 이들이 종교, 샤머니즘, 민간신앙과 같은 여러 방식으로 초월적인 존재나 상위자아와 소통을 시도하고 있습니다. 이러한 소통의 하나로 다우징을 생각하고 다우징 중에서 가장 많이 알려져 있는 펜듈럼을 이용하면 여러 가지 것들, 사실상 생각할 수 있는 거의 모든 지식과 지혜에 접속이 가능합니다.

추의 모양은 원추형으로 끝이 뾰족한 것으로 중력 방향과 일치하기 때문에 사용이 쉽습니다. 능숙해진다면 어떤 모양의 펜듈럼이라도 상관없습니다. 보통 줄이나 실, 체인 등을 사용하지만 움직이는 데 불편함만 없으면 됩니다. 묻고 싶은 질문을 던진 후 진자의 움직임을 읽고 답을 유추하는 것입니다. 처음에는 '예', '아니오'라는 단답형으로 시작하는 것이 좋습니다.

수정은 미래를 예견하거나 점을 칠 때 많이 사용합니다. 각종 보석이나 탄생석 등도 펜듈럼의 좋은 재료가 될 수 있습니다. 먼저 엄지와 검지로 줄을 잡고 추와 손의 간격이 4~5cm 정도 되게 잡습니다. 길이는 절대적이지는 않습니다. 그다음에 자신의 기준점을 찾습니다. 기준점이란 본격적으로 점을 치기 전에 펜듈럼이 어떻게 움직이는가를 아는 것입니다. 펜듈럼을 잡고 본격적인 다우징에 들어가기 전 추의 움직임을 보는 것이 기준점 찾기입니다. 대부분은 추가 고정되어 움직이지 않는 상태가 자신의 기준점이 되는데, 어떤 경우에는 앞뒤로 약간씩 규칙적으로 움직이는 것이 자기의 기준점이 될 수도 있습니다. 자신의 기준점을 찾은 다음에는 자신의 yes의 반응, 즉 긍정의 반응과, no의 반응, 즉 부정의 반응을 감지합니다.

펜듈럼을 잡은 상태에서 마음속으로 펜듈럼에게 말을 합니다. 그러면 펜듈럼이 왼쪽으로 돌든가 오른쪽으로 돌든가 하는 반응을 보일 것입니다. 처음 자신에게 펜듈럼이 보인 반응이 자신의 반응이 됩니다. no의 반응은 yes의 반응의 반대를 택하면 됩니다. 처음 펜듈럼 다우징을 하는 사람은 펜듈럼이 잘 움직이지 않을 수도 있습니다. 하지만 계속 연습하다 보면 추가 조금씩 움직이는 것을 느낄 수 있습니다. 이때 중요한 것은 펜듈럼이 조금씩 움직일 때 그 반응을 잘 감지해야 하고, 정신을 집중해야 된다는 것입니다. 처음에 움직이지 않는다면 인위적으로 움직임을 주어 시작하는 것도 방법입니다.

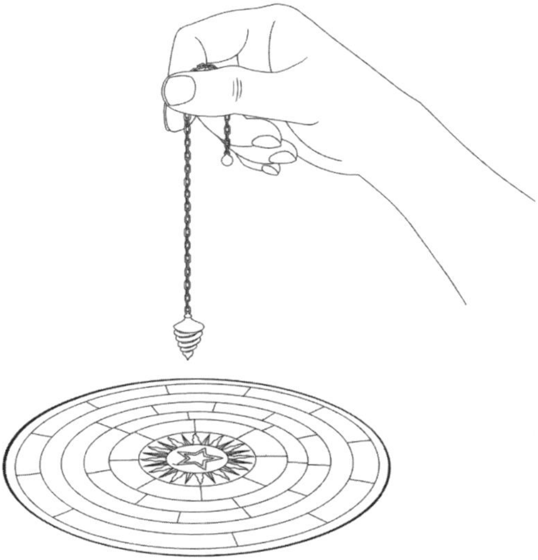

펜듈럼 잡는 법

숙련된 다우저들은 펜듈럼이 마치 자신의 몸의 일부처럼 잘 동조되어 회전 반경을 조절할 수 있을 만큼 됩니다. 이 과정은 펜듈럼 다우징에 있어서 가장 중요한 사항이므로 익숙해질 때까지 계속해서 연습해야 합니다. 질문을 잘못 던졌다거나 질문의 의도가 불손한 목적이거나 또는 그 질문에 대한 답이 없을 경우 펜듈럼이 움직이지 않거나 회전을 하지 않고 앞뒤로만 움직일 수도 있습니다. 이것 또한 중요한 반응의 한 가지이므로 이러한 반응을 아는 것도 중요합니다.

동종요법이나 바이알을 통해 에너지 패턴을 추출하는 방법 역시 비슷합니다. 여기서 중요한 것은 지식에 기반한 이론적 선택과 펜듈럼, 근육 반응을 사용한 다우징 기술을 통한 정보의 획득 사이에서의 선택입니다. 다우징은 특히 선택지가 많을 때 탁월한 정확도와 편의성을 제공하며, 필요한 이론을 몰라도 정보 영역에 접근하는 데는 지장이 없습니다. 다우징 기능을 숙련하면, 궁극적으로 우주의 정보저장소인 영점장에서 필요한 정보를 정확하게 찾아내는 데 큰 도움이 됩니다.

인간의 마음은 무형의 사념체를 끊임없이 생성합니다. 이러한 사념체는 실체를 지니며, 우리의 인식과 행위에, 그리고 다우징에 영향을 끼칠 수 있습니다. 따라서 생각과 감정이 만들어 낸 에너지 형태인 사념체를 정화하는 과정에 익숙해질 필요가 있습니다. 특히 자신이 직접 만들어 낸 부정적인 사념들을 제거하기 위해, 감정 자유 기법(EFT)이나 매트릭스 리임프린팅과 같은 효과적인 방법을 활용하곤 합니다. 이 기법들은 사용하기 쉽고 빠른 결과를 가져오는 것으로 알려져 있습니다.

펜듈럼 자체의 에너지 정화도 중요합니다. 크리스털 정화에 쓰는 방법에 준해서 물에 10분 정도 담가 두거나 햇빛이나 달빛, 혹은 소금, 향의 연기, 싱잉볼 같은 소리, 정화 그리드 등을 통해서 하면 됩니다. 충전도 필요한데 레이키나 더블포인트 수정충전 그리드를 통해서 충전을 하면 좋습니다.

점성학, 타로, 연금술을 이용한 치유

펜듈럼과 핑거다우징을 타로에도 이용할 수 있습니다. 타로나 부적, 주역점 등의 원리에 대한 근거는 토션에너지장과 심리학자 칼 융의 동시성의 원리에서 답을 찾고 있습니다. 우연히 동시에 일어나는 일들이 사실은 에너지 간의 교감인 공명을 통해서 동시에, 혹은 잠깐의 시간차를 두고 일어날 관계에 놓여 있다는 것입니다.

상담자가 평소에 가지고 있던 해결하고 싶은 고민에 대해 질문을 이야기하고, 그 생각을 하면서 타로를 뽑습니다. 바로 이때 타로 리더와 질문자는 동시에 그 고민에 집중하며 선택하여 뽑은 카드를 해석하게 됩니다. 타로 카드를 뽑는 순간이 바로 서로의 정보장이 교류하여 이어지게 되고 이 정보장이 전달되면서 그 에너지에 의해 카드가 뽑히게 되는 원리입니다. 이때에 다우징을 이용할 수도 있습니다. 생체 에너지로서의 의식인 개인의 정보장이 물질계의 정보장에 영향을 미치는 순간입니다.

칼 융이 본격적으로 동시성의 원리를 연구하게 된 계기는 우울증을 앓고 있는 어느 한 여인 때문이었습니다. 심리 상담 중에 그 여인이 꾼 꿈 얘기를 하는데 꿈속에서 여인은 황금풍뎅이였고, 유리창 사이에 갇힌 황금풍뎅이가 애를 쓰며 빠져나오려고 하다가 잠이 깨었다고 하였습니다. 그리고 꿈에서 본 황금풍뎅이처럼 자신도 단단한 날개와 아름다운 뿔을 가졌다면 좋았을 것 같다고 말하는 순간, 풍뎅이 한 마리가 여인과 칼 융에게로 날아든 일이 있었다고 합니다. 이 순간 여인은 크게 놀라며 자신의 무의식, 생각, 의식, 에너지의 힘에 대해 알게 되었고 우울증 치료에 결정적 계기가 되었다고 합니다. 이후 칼 융도 본격적으로 동시성의 원리에 대한 연구에 매진하였고 무의식과 생각 그리고 에너지가 만들어 내는 놀라운 힘에 대해 많은 업적을 남겼습니다.

수은이나 납 같은 흔한 금속으로 귀한 금을 만드는 기술이 연금술입니다. 기록에 따르면 프랑스의 니콜라스 플라멜이 수은으로 은과 금을 만드는 데 성공하였다고 전해집니다. 플라멜의 연금술 성공은 많은 과학자들이 연금술에 몰두하게 만들었는데, 데카르트와 뉴턴도 그들 가운데 한 명이었습니다. 이후 과학자들은 원래 목적이었던 금을 만드는 데는 실패했지만 연금술 연구 과정에서 많은 화학적 지식이 축적되면서 근대 화학의 기반이 닦이게 되었습니다. 그런데 1919년 러더퍼드가 알파 입자로 질소 원자를 붕괴시킨 이후 핵물리학의 발전은 새로운 국면을 가져왔습니다. 한 원소가 다른 원소로 바뀌는 원소의 변성은 흔한 일이 되었으며 심지어 존재하지 않는 원소도 만들어졌습니다. 지구상에 자연적으로 존재하는 가장 무거운 원소는 원자번호 92번의 우라늄(U)이지만 114번 이상의 초(超)우라늄 원소들이 만들어진 상태입니다.

원소는 원자핵을 구성하는 양성자와 중성자 수에 따라 그 성질이 결정됩니다. 특정 조작을 통하여 원자핵의 구성이 바뀌면 다른 원소가 되는 것입니다. 예를 들어, 백금(Pt) 원자핵에 중성자를 충돌시키면 금 원자가 만들어질 수 있습니다. 또 원자번호 29번인 구리(Cu)와 원자번호 50번인 주석(Sn)의 원자핵을 융합시키면 양성자수가 79가 되어 금이 만들어집니다. 중세 연금술의 주원료였던 납(Pb)의 양성자 수는 82개입니다. 따라서 납의 원자핵에서 양성자를 세 개만 제거하면 납을 금으로 바꿀 수 있을 것입니다.

그런데 왜 우리는 여전히 새로운 플라멜의 등장 소식을 들을 수 없는 것일까요? 문제는 경제성입니다. 가성비의 문제. 금속 원자는 금속 덩어리를 5,000℃ 이상으로 가열해 금속기체를 만들어서 얻습니다. 그리고 핵융합을 위해서는 큰 에너지가 필요하기 때문에 매우 빠른 속도로 가속되어야 합니다. 무조건 빠르다고 되는 것도 아니고 그 속도가 정교하게 조절되어야 합니다. 그런데 거대한 입자가속기와 같은 장치를 만들고 운영하는 비용은 막대한 데 비해 거기서 만들 수 있는 금의 양은 아직까지는 보잘것없으니 연금술이 가능하다고 해도 거기에 뛰어들 수는 없는 것입니다. 이후 연금술은 쓸모없는 것에서 비싼 값어치를 하는 것으로 변화시키고, 창조하는 과정 자체를 지칭하는 개념으로 점차 바뀌게 됩니다.

6장에서 이러한 연금술을 새로운 관점에서 살펴볼 것입니다. 땀이 금으로 변했다는 다카하시 신지의 예처럼 물리적 의미의 연금술은 오히려 인체 내부에서 일어난다는 관점에서 접근해야 한다는 것입니다.

점성학도 결국은 별의 운행 이치를 살펴 인간 세상의 이치를 살피겠다는 의미입니다. 하늘에서처럼 땅에서도, 인간에게도 같이 정보영역으로 공명하며 다차원적으로 작동하는 우주에 대한 학문입니다. 우주와 함께 에너지적으로 엮여 있는 인간의 점성학인 것입니다. 이때 개인의 점성학적 정보를 신체의 바이오정보장에 펑거다우징 기법으로 저장하고, 주역의 괘나 타로 등의 정보장과 융합하여 개인 맞춤형 파동의학 정보를 실시간으로 찾아낼 수 있습니다. 토션장 에너지는 겹쳐서 존재할 수 있기 때문에 정보를 얻을 수 있게 되는 것입니다.

3장

바디연금술의 기초 8가지 휴먼모델

파동과 주역 그리고 8가지 휴먼모델

우주가 위상수학적으로 유한한 3차원 공간의 성질을 띤다면 나올 수 있는 다양체, 즉 Manifold는 위 사진처럼 총 8가지라고 합니다. 이 내용을 수학적으로 보여 준 것은 푸앵카레의 추측을 증명했던 페렐만에게 깊은 영감을 불어넣어 준 또 하나의 천재 수학자 윌리엄 서스턴의 기하화 추측(Geometrization Conjecture)입니다. 실제로 이 기하화 추측은 푸앵카레 추측을 자명하게 포함하기에 이것을 증명해 내면 자동적으로 푸앵카레 추측은 참으로 귀결되는 거였지요. 페렐만은 이 과정으로 난공불락의 미해결 난제를 증명했습니다.

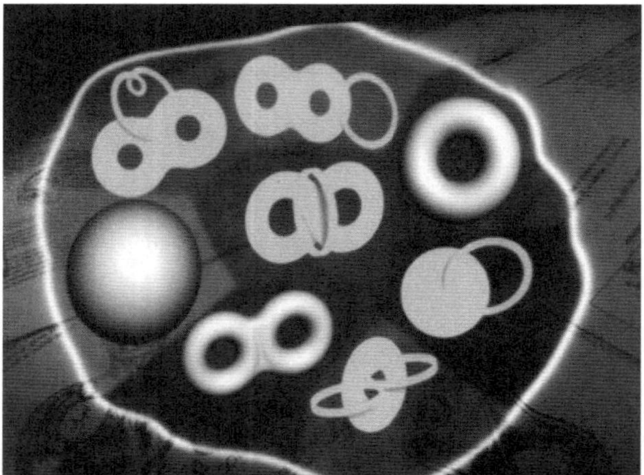

3차원 우주의 8가지 모형 (출처: 위키미디어)

단지 3차원의 구 모형만으로 페렐만의 증명에 의해 8가지 형태의 기하학적 모형으로 우주가 설명될 수 있으며, 이를 통해 새로운 접근 방식으로 우주를 바라볼 수 있는 문이 열렸습니다. 그런데 재미있게도 동양철학에서 가장 중요한 위상을 가지고 있는 주역*은 8괘를 통해 우주의 변화와 원리를 설명합니다. 이 8괘는 천지창조의 설계도, 현재 우리가 살고 있는 우주의 변화법도, 그리고 미래 우주의 완성도면을 각각 표현합니다.

만일 이것을 우주의 다양한 형태, 예를 들어 서스턴 기하화 추측에서 이야기하는 우주의 8가지 모형에 연결 지으려 한다면, 각 괘가 의미하는 원소와 성질을 해당 모형의 특정 특징과 비교할 수 있을 것입니다.

주역의 8괘는 우주와 인간 생활의 다양한 측면을 상징하는 기본적인 패턴입니다. 이러한 기본원리는 자연환경뿐만 아니라 인간의 몸과 건강에도 적용됩니다. 각 괘는 인간의 생리 및 정신적 상태를 이해하고 질병을 진단하며 치유할 수 있는 체계를 제공합니다. 동양의학은 서양의 현대의학과 다른 접근 방식을 사용하여 인체의 불균형을 조화로운 상태로 개선하는 것을 목표로 합니다. 이 중 한국에서 독특하게 발전한 사상의학과 8체질 의학은 동양 의학의 특색을 잘 보여 주는 분야입니다.

체질(휴먼모델)이라는 개념은 한의학의 근본 경전인 황제내경에도 자세히 설명되어 있습니다. 이는 각 개인이 선천적으로 가지고 있는 장부

* 복희8괘(희역): 천지창조의 설계도를 말하며, 이를 복희팔괘도라고 합니다.
문왕8괘(주역): 현재 우리가 살고 있는 우주의 변화법도를 말하며, 이를 문왕팔괘도라고 합니다.
정역8괘: 미래 우주의 완성도면을 말하며, 이를 정역팔괘도라고 합니다.

기능의 강약, 즉 에너지의 차이를 근거로 분류하는 것입니다. 사람마다의 이러한 차이를 고려하여 다양한 치료법인 약제의 처방이나 경혈 자극법을 채택합니다.

특히 사상의학과 8체질의학은 오랜 전통의 저술과 임상 경험을 바탕으로 발전해 온 한국의 독자적인 의학 분야입니다. 이 개념들은 이미 우리나라 국민들 사이에도 널리 퍼져 있으며, 개인의 체질을 알아내고 이에 맞춘 건강관리에 큰 관심이 모아지고 있습니다.

그러나 체질을 구분하는 통일된 방법이 없어 때때로 혼란이 발생합니다. 다양한 구별 방법이 존재하는데 그만큼 확실한 구별 방식이 아직 없다는 반증이 될 수도 있습니다.

일상에서 사상의학에서는 네 가지 체질인 소양인, 소음인, 태양인, 태음인에 따라 음식을 고르는 기본적인 지침을 제공합니다. 이는 각 체질의 특성과 기운의 방향성을 고려해 일반적인 상태에서의 식생활을 조절하는 데 도움이 됩니다.

특히나 비타민이나 한약, 건강 보조식품, 그리고 다양한 약품을 장기적으로 복용할 때는 좀 더 정교한 체질 모델이 적용됩니다. 이와 같은 경우, 환자 개개인의 특성을 더 세부적으로 파악하여 맞춤형 처방이 필요하므로, 8체질의학의 원리가 중요하게 작용합니다. 8체질의학은 개인을 더 세분화된 모델로 분류하여 각각의 장부의 기능과 관련된 에너지 밸런스를 더 정교하게 조정하게 됩니다.

사상의학에서는 일반적으로 네 가지 체질(소양인, 소음인, 태양인, 태음인)을 구분하는 데 여러 가지 신체적 특징, 성격, 생리 반응들을 참고합니다. 이러한 특성에는 체형, 용모의 특징, 성격 유형, 발한의 정도 및 패턴, 대소변의 상태, 특정 음식이나 약물에 대한 반응 또는 부작용 등이 포함됩니다. 이들 지표는 각 개인을 이해하고, 그에 맞는 생활습관과 치유법을 적용하는 데 도움을 주는 지침으로 사용됩니다.

그러나 실제로 이러한 지표들이 체질을 구분하는 데 있어서 언제나 명확하고 일관된 결과를 제공하는 것은 아니며, 특히 이러한 방식으로 체질 판정을 하는 데는 한계가 있음이 지적되곤 합니다. 개인의 상황과 환경 변화에 따른 여러 가지 변수들로 인해 체질을 규정지을 수 있는 이러한 특징들이 변동될 수 있으며, 또한 주관적인 해석의 여지가 크다는 점에서 오류가 발생할 수 있습니다.

8체질(휴먼모델) 구분에 흔히 활용되는 맥진법은 전통적인 동양의학에서 중요한 진단 도구 중 하나입니다. 이 방법은 손가락으로 환자의 맥박을 짚어 그 특성을 분석함으로써 체질과 건강 상태를 파악하는 방식입니다. 비록 맥진법이 깊이 있는 이해와 오랜 검증을 마친 정통 방법이지만, 배우기 어렵고 오진율이 높습니다.

이와는 대조적으로, 오링 테스트, Applied Kinesiology(AK) 테스트, 근육 반응테스트 등은 상대적으로 배우기 쉬운 물리적 테스트 기법입니다. 이러한 방법들은 근육의 힘과 반응성을 통해 신체의 불균형이나 체질적 특성을 판단하는 방법입니다. 비교적 간단하고 직접적인 이

테스트들은 습득이 쉽고 적중률이 높다는 측면에서 일반인들이 스스로를 관리하는 데 훌륭한 도구가 될 수 있습니다.

또한, 이러한 방법들은 맥진법에 비해 교육과 실습을 통해 즉각적인 피드백을 주며, 자가 치유 및 친숙한 환경에서의 사용으로 인해 접근성이 높아 일상적인 사용자에게 보다 실질적인 도움을 줄 수 있습니다. 이들 방법의 확장성과 접근성을 고려할 때, 실제로 효과적이고 정확한 체질 구분을 도울 수 있다는 잠재력을 가진다고 볼 수 있습니다.

그런데 여기에 몇 가지 추가 기법을 혼합하면, 더욱더 정확하고 학습하기 쉬운 체질 구분모델이 될 수 있겠습니다. 특정한 건강 지표나 생활습관에 관한 간단한 질문을 스스로에게 던져 답변을 통해 체질을 가늠해 볼 수 있습니다. 또, 생체 전기적 신호를 측정하는 장비를 이용하여 신체의 반응성을 측정함으로써 도움을 받을 수 있습니다. 주역의 64괘를 개인의 의식적, 무의식적 심리와 건강 상태와 연결지어 해석하는 서양 버전인 유전자 키(www.genekeysgoldenpath.com) 모델로 구분하는 새로운 방법을 모색할 수도 있습니다. 동양 버전에 비해서 상대적으로 이해하기 쉬운 특징이 있습니다. 괘는 특정한 현상과 연결되어 있으며, 이를 신체의 상태 및 기능과 연결시켜 해석합니다. 이때에도 다우징을 응용할 수 있고 특정 상황에서 타로처럼 활용할 수 있습니다. 휴먼디자인에서도 주역이 사용되고 있습니다. 그 밖의 여러 방법을 통해 얻은 결과를 서로 비교 검증하면서, 일관되게 나타나는 패턴을 찾아냄으로써 정확성을 높입니다. 마지막으로 기존의 임상 경험과 새로운 구분법을 비교해 봄으로써 그 정확성을 재검토하고, 임상 경험을 바탕으로 조정합니다.

임상 경험을 통해 얻은 내용을 바탕으로 한 이러한 방법은 전문가와 일반인 모두에게 유용한 도구가 될 수 있으며, 개인에게 맞춤화된 건강 관리와 적절한 치유법을 제공하는 데 도움이 될 것입니다.

개념적으로 맥진이 아날로그 방식의 진단법인 데 반해, 주역의 괘와 근육 반응을 사용하는 방법은 디지털 방식의 진단법으로 볼 수 있습니다. 여기서 아날로그는 연속적이고 끊임없이 변화하는 신호를 가리키며, 디지털은 불연속적이고 이산적인 신호, 즉 이진법 코드로 정보를 알아내는 것을 의미합니다.

이 방법의 구체적인 단계, 과정에 관한 정보를 소개합니다.

<table>
<tr><th>태극</th><th>음양</th><th colspan="2">사상</th><th colspan="2">8괘</th><th>2진법</th><th>10진법</th></tr>
<tr><td rowspan="8">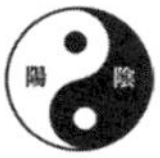</td><td rowspan="4">⚊</td><td rowspan="2">⚌</td><td rowspan="2">태양</td><td>☰</td><td>건</td><td>111</td><td>7</td></tr>
<tr><td>☱</td><td>태</td><td>110</td><td>6</td></tr>
<tr><td rowspan="2">⚍</td><td rowspan="2">소음</td><td>☲</td><td>리</td><td>101</td><td>5</td></tr>
<tr><td>☳</td><td>진</td><td>100</td><td>4</td></tr>
<tr><td rowspan="4">⚋</td><td rowspan="2">⚎</td><td rowspan="2">소양</td><td>☴</td><td>손</td><td>011</td><td>3</td></tr>
<tr><td>☵</td><td>감</td><td>010</td><td>2</td></tr>
<tr><td rowspan="2">⚏</td><td rowspan="2">태음</td><td>☶</td><td>간</td><td>001</td><td>1</td></tr>
<tr><td>☷</td><td>곤</td><td>000</td><td>0</td></tr>
</table>

무극에서 태극으로, 양의 사상으로 팔괘까지, 이들을 통해 8체질(휴먼모델)을 구분할 수 있습니다. 이는 전통적인 동양 의학에서 사용되는 체질 진단 방법 중 하나입니다. 아래는 해당 방법을 좀 더 자세히 설명한 내용입니다.

1. 요골동맥 또는 경동맥에 왼손을 올려놓고 오른손을 펜듈럼이나 근육 반응으로 다우징합니다.(실제로는 꼭 요골동맥이나 경동맥에 손을 댈 필요는 없습니다. 인체는 홀로그램과 프랙털의 원리로 작동하기 때문입니다.)

2. 왼손의 2, 3, 4지를 요골동맥이나 경동맥에 약하게 올려놓습니다. 이때가 초효, 왼손을 80% 정도의 세기로 눌렀을 때를 이효, 왼손을 8할 정도의 세기로 누른 상태에서 왼손의 4지를 떼면 삼효이고, 각각 이 3가지 상태일 때 오른손의 근육의 반응을 보고 8체질 모델을 정하게 됩니다.(각 효는 맨 밑부터 위로 올라가는 순서입니다.)

3. 이때 오른손 핑거다우징이 미끌거리듯이 부드럽게 느껴진다면 양효의 반응, 뽀드득하고 달라붙는 느낌이 든다면 음효의 반응으로 판단합니다.

세 개의 효로써 이루어진 팔괘인 소성괘를 근육 반응인 다우징을 이용하여 체질감별에 이용한 것입니다.

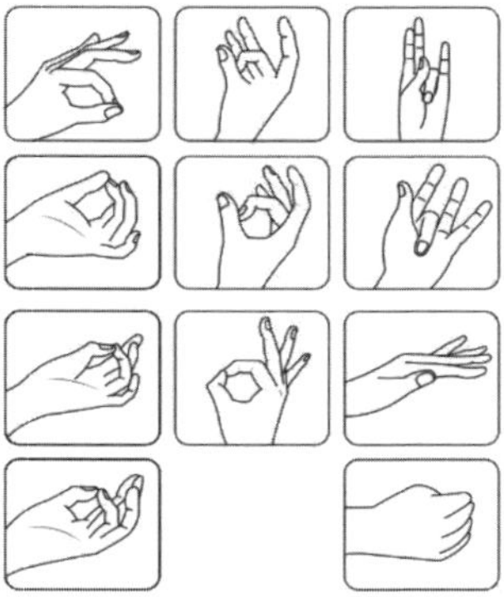

또 피감별자의 각 손가락의 반응, 색채에 대한 반응, 얼굴의 부분들(ex. 눈, 코, 입, 귀)의 반응, 괘에 대한 반응 그리고 경락에 대한 반응들을 이용하여 개인의 체질을 구별할 수 있는 방법도 있습니다.

이러한 방법들은 모두 프랙털과 홀로그램 원리가 적용되는 근육 반응인 다우징으로 작동하게 됩니다.

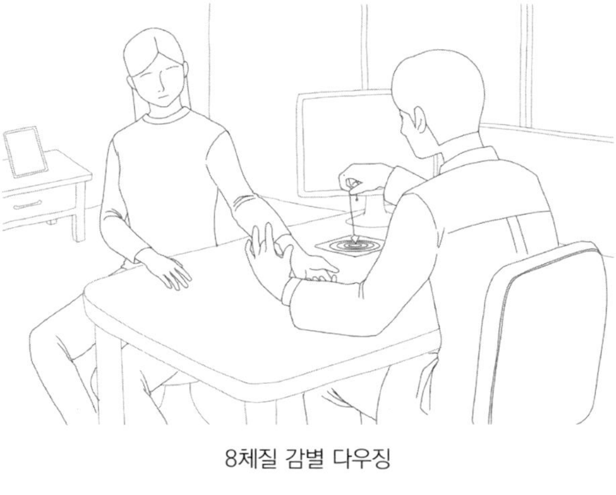

8체질 감별 다우징

주역 8체질 다우징 차트

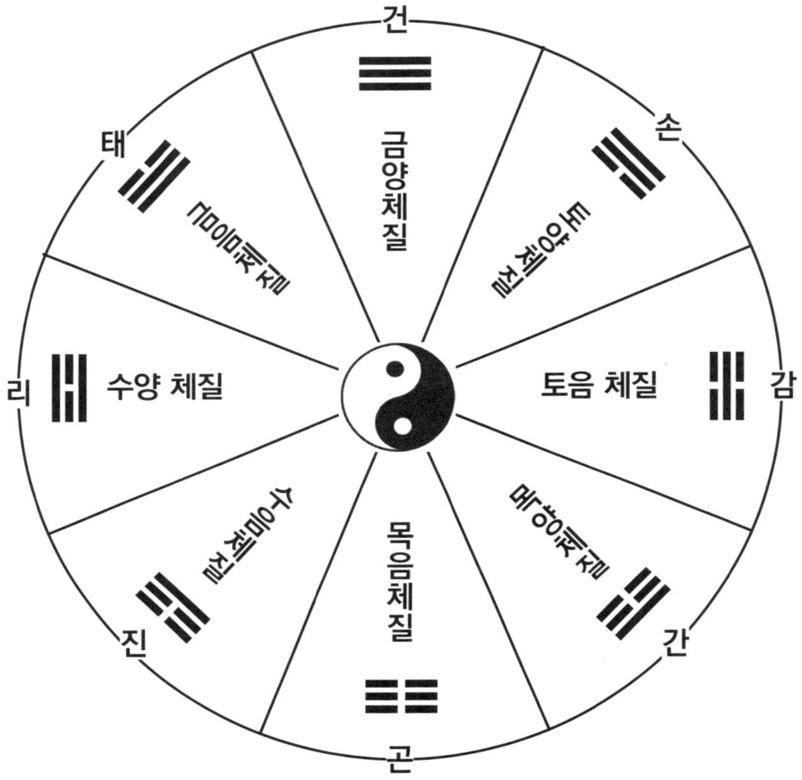

아래는 각 손가락과 첫째/둘째마디에 대한 반응으로 특징을 구분한 경우입니다.

- 엄지에서 반응하면 태양인
- 중지에서 반응하면 소음인
- 약지에서 반응하면 태음인
- 소지에서 반응하면 소양인
- 첫째 마디에서 반응하면 양 체질
- 둘째 마디에서 반응하면 음 체질

핑거다우징하는 방법은 여러 가지가 있습니다. 중요한 것은 손가락의 모양이 아니라 미끄러지는 반응과 뽀드득하는 반응의 느낌을 구별하는 것입니다.

색채를 이용하여 체질을 구별하는 방법은 색채에 대한 다우징의 반응으로 확인합니다. 체질을 구분하는 데 사용되는 색깔은 다음과 같습니다.

- 금양 체질(다크시안)
- 금음 체질(스틸블루)
- 목양 체질(흰색)
- 목음 체질(라이트샐몬)
- 토음 체질(슬레이트그레이)
- 토양 체질(검정색)
- 수양 체질(다크오렌지)
- 수음 체질(핑크)

8괘 주역과 휴먼모델 감별 원리

주역은 음과 양의 부호를 조합하여 우주의 변화 패턴을 표현합니다. 이 이론은 모든 현상을 설명할 수 있는 이진법적 디지털 이론으로, 현대 과학인 양자역학의 발견과 함께 주목받게 되었습니다. 사실, 동양철학의 정수인 주역은 "양자역학은 동양철학의 음양, 태극, 색즉시공을 과학적으로 증명한 것에 지나지 않는다."라고 스티븐 호킹이 언급할 정도로 중요합니다.

주역본의 64괘 원과 정사각형의 배열, 역경의 64괘 도해가 라이프니츠의 이진법, 닐스 보어의 원자모델, 아인슈타인의 질량-에너지 등가원리 등의 탄생에 많은 힌트가 되었다고 합니다. 주역은 우주의 변화를 언어로 표현하기 어렵거나 한계가 있기에 음양의 부호를 통해 코드화하였습니다. 주역은 현실을 넘어선 존재와 형상까지 기술할 수 있습니다.

라이프니츠의 이진법은 0과 1의 이진수 체계를 통해 현대의 컴퓨터 기술의 기초가 되었는데 주역의 패턴과 변화를 이해하면 이진법 속에 주역의 원리가 숨어 있다는 것을 알 수 있습니다. 이를 이용하여 다양한 예측과 해석이 가능합니다. 음양의 상호 작용과 확장을 나타내는 상징으로 역할을 하고 있는 것입니다.

닐스 보어의 양성자, 전자, 중성자 원자모델은 주역이 물리적 현상과 세계의 작동방식을 설명한다는 것을 보여 주고 있습니다. 각 입자의 특징과 상호 작용을 통해 원자의 동작을 이해하고 모델화할 수 있게 합니다. 또한, 아인슈타인의 질량-에너지 등가원리는 질량과 에너지 사이의 관계를 설명합니다.

주역은 우주의 숨겨진 질서와 조화를 알아보는 도구로서 역할을 수행하고 있으며, 양자역학이나 다른 과학 분야에서의 발견에도 영향을 미쳤습니다. 이는 우주의 패턴과 원리를 이해하고 통찰하는 데에 큰 도움을 준다는 것을 의미합니다. 따라서 주역은 동양철학과 과학 사이에서 중요한 역할을 담당하고 있습니다.

8괘로 인간, 지구, 우주의 3차원 홀로그램을 상징으로 표현할 수 있습니다. 태극은 0차원, 양의는 1차원, 사상은 2차원, 8괘는 3차원의 홀로그램 세계를 보여 줍니다.

좀 더 자세하게 핑거다우징에 대하여 설명해 보면, 먼저 올바르게 심리적인 역전이 없이 제대로 다우징이 되고 있는지를 체크합니다. 오른손의 2지 손톱과 3지 지문 부위의 압박을 느껴 보는데 이때의 sticky(뽀드득)한 느낌이 yes의 반응입니다. 반응이 역전되어 스위칭 상태일 때는, 머리카락을 살짝 잡아당겨 보고 수분 부족 상태를 점검합니다. 수분을 충분히 섭취하여 보충한 뒤, 후계혈과 전중혈 등 경혈을 충분히 두드린 후에 다시 다우징을 시도해 봅니다.

Priority는 3지 손톱 끝을 엄지 안쪽 첫째 마디에 대고 핑거다우징을 합니다. 우선순위로 뽑을 때 사용하는 수인입니다. 실제로 가장 많이 씁니다. 제품이나 약 중에서 가장 적합한 것을 고를 때 적용합니다.

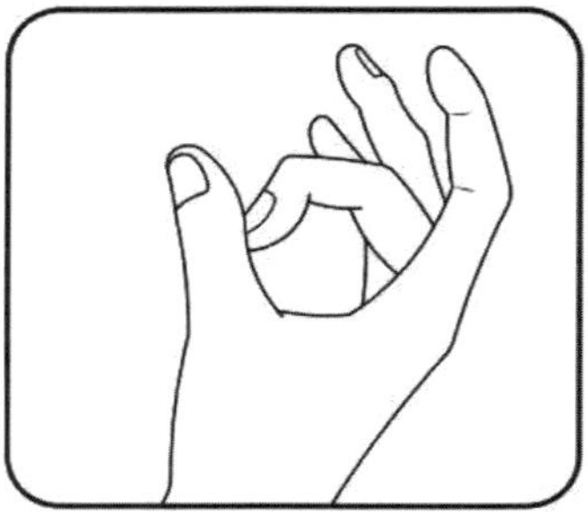

Chemical은 3지 손톱 끝과 엄지손톱 끝을 마주 댑니다. 알레르기 여부를 판단할 때 사용하는 수인입니다.

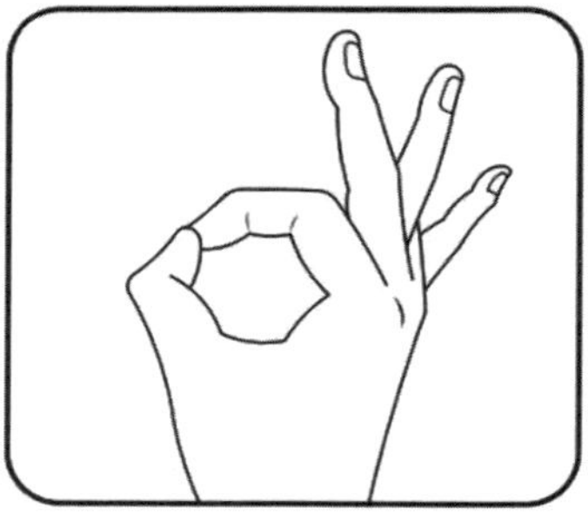

파동정보의 저장은 관절부위에 하게 됩니다. 각 관절 부위를 붙이고 떼는 동작으로 파동정보를 저장할 수 있습니다. 정보를 단계별로 통합할 때 사용하게 됩니다. 이때 yes, no의 반응이 교대로 달리 나타나게 됩니다.

한편, 경혈점에서 핑거다우징의 반응은 non-sticky한 느낌이고 아닌 곳은 sticky한 느낌입니다. 경혈점과 그렇지 않은 곳은 반응이 서로 다릅니다. 경혈점은 다우징 시 "non-sticky"한 반응을 보이지만, 자석이나 미세전류 치료와 같은 치유 과정에서는 "sticky"한 반응이 나타납니다. 이러한 반응을 통해 치료가 제대로 이루어졌는지 확인할 수 있습니다. 경혈점 여부를 바로 체크할 수 있어서 자석 요법이나 EFT(Emotional Freedom Techniques)와 같은 치료에도 응용될 수 있습니다. 이로 인해 혈자리를 일일이 외울 필요가 없어집니다. 예를 들면 남사침이나 사암침을 침이나 자석으로 혈자리에 자극할 때도 근육반응을 이용하면 정확하게 혈자리를 활용할 수 있게 됩니다.

8가지 휴먼모델 활용하기

동일질환에 동일처방을 했다 하더라도 어떤 사람의 경우 그 처방이 잘 맞는데 어떤 사람은 부작용이 심하게 나타나는 경우가 있습니다. 이런 경우 8체질의학에 대해서 자신의 휴먼모델을 확인하고 체질에 따른 처방을 받는 경우 드라마틱한 효과가 있습니다. 예를 들어 수족 냉증의 경우 대표적인 방제인 당귀사역탕을 처방했을 때 효과는 거의 없고 부작용이 심하게 난 경우에, 휴먼모델을 확인해 본 결과 토음 체질이라서 거기에 맞는 다른 성분의 백호가인삼탕 가감방을 처방한 경우 부작용 없이 치료가 가능한 것 같은 경우입니다. 이 책은 진단과 처방에 관한 책이 아니기 때문에 자신의 8체질을 확인하고 체질에 맞는 음식과 건강증진 방법을 중심으로 간단히 기술하겠습니다. 참고로 아래 사항은 절대적 특성이 아닌 일반적인 경향으로 이해해야 합니다.

태음인-목양 체질

목양 체질은, 간은 강하고, 폐는 약한 장부의 비율을 타고나는 체질입니다.

목양 체질은 일반적으로 과묵하고, 단순하며, 결정이 빨라서, 일에 있어 추진력이 빠른 편이며, 대인관계가 넓고, 다양해서 사회성 면에서 뛰어납니다. 그러나 건강하지 않은 상태에서는 오히려 우울해지고 나태해지는 성향이 많이 나타납니다. 즉흥적이기보다는 항상 계획적이고 세심한 부분을 놓치지 않으려는 노력이 필요하다고 할 수 있겠습니다.

건강할 때는 땀이 많은 편입니다. 어떤 방법으로든지 땀을 낸 후에 가벼워지는 것을 느끼는 것이 좋습니다. 체질적 특징 중 하나로, 혈압이 일반 평균보다 다소 높을 수 있습니다. 해물과 포도주는 해가 많습니다.

평소에 숙면을 취하지 못하면, 전체적으로 건강을 상하게 되는 경우가 많습니다. 땀을 내는 것이 최상의 방법인 만큼, 몸을 따뜻하게 하는 것이 필수적인 건강법입니다.

해로운 것	유익한 것
모든 바다생선 및 해물어패류, 배추, 양배추, 복초이 등의 다양한 배추 종류, 다양한 상추 종류, 오이, 브로콜리 등의 기타 푸른 채소, 포도, 포도주, 포도당, 메밀, 고사리, 모과, 복숭아, 체리, 알로에베라, 잦은 냉수욕과 냉음료	쇠고기, 닭고기, 칠면조고기, 오리고기 우유(온) 및 유제품, 흰쌀, 대두, 땅콩, 호두, 은행 등의 콩류 및 모든 견과류, 밀가루 음식, 모든 근채류(무, 당근, 도라지 연근, 토란, 더덕), 마늘, 호박, 버섯, 설탕, 배, 사과, 알칼리성음료, 사우나

태음인-목음 체질

목음 체질은 담은 강하고, 대장은 약한 장부의 비율을 타고나는 체질입니다.

목음 체질은 일반적으로 과묵하지만 사교적이고 명랑해서 폭넓은 대인 관계를 유지합니다. 그러나 건강하지 못한 상태로 들어가면, 매우 우울하고 어두워지며 감정의 기복이 심하고 다혈질화되기 쉬운 체질적 특성을 갖습니다.

따뜻한 음식-음료로 속을 따뜻하게 하고, 온수욕이나 운동으로 땀을 내는 것은 전체적으로 큰 유익이 되는데, 특별히 숙면을 위한 도움이 됩니다. 몸을 안팎으로 따뜻하게 하고 규칙적으로 숙면하는 습관과 체질에 맞는 섭생법의 병행이 최상의 방법입니다.

하복부의 불편과 냉감, 대소변이 고르지 못하거나, 정신이 쉽게 우울해지고 때로 잠이 잘 안 드는 것은 주로 대장의 무력함이 원인이 됩니다. 그러므로 항상 아랫배를 따뜻하게 하는 것이 좋습니다. 온수욕, 특히 족욕을 즐기는 것이 유익이 되며, 더운 계절이라 할지라도, 수면 시 항상 따뜻하게 입는 것이 중요한 건강법입니다. 알코올에 중독되기 쉬운 체질이므로 술을 절제하는 것이 좋습니다. 해물과 포도주도 좋지 않습니다.

해로운 것	유익한 것
모든 바다생선 및 해물어패류, 배추, 양배추, 복초이 등의 다양한 배추 종류, 다양한 상추 종류, 오이, 브로콜리 등의 기타 푸른 채소, 대부분의 매운 음식, 포도, 포도주, 포도당, 메밀, 고사리, 모과, 복숭아, 체리, 인삼, 현미, 찹쌀, 잦은 냉수욕과 냉음료	쇠고기, 돼지고기, 오리고기, 우유(온) 및 유제품, 흰쌀, 대두, 땅콩, 밤, 등의 콩류 및 대부분의 견과류, 밀가루 음식, 대부분의 근채류(무, 당근, 도라지, 연근, 토란), 마늘, 호박, 버섯, 설탕, 배, 수박, 알칼리성음료, 사우나

소양인-토양 체질

토양 체질은, 비장은 강하고, 신장은 약한 장부의 비율을 타고나는 체질입니다.

토양 체질은 매사에 매우 긍정적이고 적극적이며, 부지런하며 사교적입니다. 감성이 풍부해서, 동정심과 배려심이 많습니다. 관심 있는 일에는 앞장서기를 좋아하여 추진력이 강합니다. 강한 식욕을 타고나, 음식을 즐기나, 절제가 안 되는 식욕, 또는 매사에 너무 조급해지고, 감정의 기복이 심해지는 모습을 보인다면 건강하지 않은 상황에 있음을 자각해야 합니다. 소화가 안 되고, 지방간 또는 혈압이 오르는 경향을 보인다면, 비위 계통의 큰 병이나 당뇨병 증상이 가까이 왔음을 인식해야 하고, 체질에 맞는 섭생을 지켜야 합니다.

평소에 식욕이 과해지거나 조급한 마음이 더하여 지는 것은 강한 비장과 위장의 열과 관계가 되므로, 매운 음식들과 닭고기, 사과, 오렌지 등의 체질에 맞지 않는 음식은 삼가는 것이 좋습니다. 아침 기상 시 시원한 물 한 잔은 유익합니다. 체질적으로 강한 소화력을 가졌으나, 과식과 자극적인 음식을 삼가고 항상 여유 있는 마음으로 서둘지 않는 것이 건강법입니다.

해로운 것	유익한 것
닭고기(육수), 칠면조고기, 개고기, 염소고기, 오리고기, 현미, 찹쌀, 고추, 후추, 겨자, 계피, 생강, 파, 양파, 카레 등 매운 음식, 미역, 다시마, 사과, 귤, 오렌지, 레몬, 망고, 고구마, 토란, 도라지, 더덕, 우엉, 벌꿀, 매실, 대추, 인삼, 홍삼, 부자, 참기름, 토마토, 호두, 밤잣, 은행, 해바라기씨, 항생제, 잦은 냉수욕	돼지고기, 쇠고기, 계란, 흰쌀, 보리, 메밀, 녹두, 밀가루 음식, 콩, 팥, 대부분의 푸른 잎채소, 무, 당근, 연근, 대부분의 바다생선 및 해물-어패류, 민물생선, 감, 배, 참외, 수박, 메론, 파인애플, 딸기, 바나나, 얼음(냉수), 알로에베라, 온수욕

소양인-토음 체질

토음 체질은, 위는 강하고, 방광은 약한 장부의 비율을 타고나는 체질입니다.

토음 체질은 병원에서 환자로 만나기 쉽지 않은 매우 드문 체질로 알려져 있습니다. 8체질의학계에서는 희귀한 체질로 알려져 있습니다. 그러나 임상에서 감별해 본 바로는 실제로는 그렇지 않은 것 같습니다.

체질적으로 위장의 과열 상태로 인하여, 페니실린과 같은 항생제 사용이 심각한 부작용을 일으킬 수 있다고 알려져 있습니다. 유사한 항생제에 부작용을 일으키는 체질이 토음 체질만 있는 것은 아니기에, 토음 체질의 일반적 사항이라고 말할 수는 없겠으나, 주의가 필요할 것입니다.

약 또는 약성이 강한 음식, 매운 음식의 부작용으로 인해 위장장애가 일어나기 쉬운 체질이므로 자극적인 음식에 대한 주의를 요하며, 음식은 늘 시원하고 신선한 것을 먹는 것이 유익합니다. 술과 매운 음식은 해가 많습니다.

해로운 것	유익한 것
닭고기(육수), 칠면조고기, 개고기, 염소고기, 오리고기, 현미, 찹쌀, 고추, 후추, 겨자, 계피, 생강, 파, 양파, 카레 등 매운 음식, 미역, 다시마, 사과, 귤, 오렌지, 레몬, 망고, 고구마, 토란, 도라지, 더덕, 우엉, 벌꿀, 매실, 대추, 인삼, 홍삼, 부자, 참기름, 토마토, 호두, 밤잣, 은행, 해바라기씨, 항생제	흰쌀, 흰쌀국수 등의 흰쌀제품, 보리, 메밀, 녹두, 콩, 팥, 오이, 다양한 배추 종류(배추, 양배추, 복초이 등), 다양한 상추 종류, 브로콜리 등의 기타 푸른 채소, 대부분의 바다생선 및 해물어패류, 돼지고기, 계란, 참외, 수박, 메론, 파인애플, 딸기, 바나나, 얼음(냉수), 알로에베라

태양인-금양 체질

금양 체질은, 폐는 강하고, 간은 약한 장부의 비율을 타고나는 체질입니다.

금양 체질은 창의적입니다. 상세한 설명과 이해가 필요하며, 어떤 일에 있어서도 이해와 준비를 위한 충분한 시간을 필요로 합니다. 큰일보다는 사소한 일에 더 가치를 두며 예민하게 반응하는 편이고, 생각이 많아 건강한 때는 창의력으로, 건강하지 않을 때는 의심과 지나친 염려를 나타냅니다.

약한 간이 물리적으로 압박받지 않도록, 매사에 항상 허리를 펴고 서는 자세를 유지하면, 피로감을 최소화할 수 있습니다.

체질적으로 약한 간 기능 때문에, 약물 사용과 육식 섭취는 많은 부작용과 질병의 원인이 됩니다. 그래서 대사성 질환에 쉽게 노출됩니다. 모든 육식, 불필요한 약물, 약성이 강한 식품을 삼가고, 흰쌀, 푸른 잎채소와 해물 및 바다생선을 주식으로 하는 것이 유익합니다. 두통과 하복부 소화불량이 잦아지는 것은 올바르지 않는 섭생에 원인이 있습니다. 항상 허리를 펴는 자세는 피곤 예방 및 집중력에 도움이 되며, 일광욕과 땀을 많이 내는 것은 만성피로의 원인이 될 수 있습니다.

해로운 것	유익한 것
모든 육류과 육수, 우유 및 유제품, 밀가루 음식, 대부분의 잡곡, 커피 및 차류, 인공조미료, 소다 및 가공음료수, 모든 근채류, 마늘, 고추, 호박, 버섯, 설탕, 대두, 땅콩, 호두, 은행 등의 콩류 및 모든 견과류, 모든 민물생선, 사과, 귤, 오렌지, 망고, 배, 녹용, 인삼 및 모든 약물, 비타민, 알칼리성 음료, 술과 담배, 사우나	흰쌀 및 흰쌀국수 등의 흰쌀제품, 모든 바다생선 및 해물어패류, 배추, 양배추, 복초이 등의 다양한 배추 종류, 다양한 상추 종류, 오이, 브로콜리 등의 기타 푸른 채소, 메밀, 녹두, 고사리, 젓갈, 포도당, 바나나, 딸기, 복숭아, 체리, 참외, 파인애플, 모과

태양인-금음 체질

금음 체질은, 대장은 강하고, 담은 약한 장부의 비율을 타고나는 체질입니다.

금음 체질은 주관과 주장이 강하여, 표현이 뚜렷합니다. 자신의 세계관이 분명하나, 사교성도 좋아 활발하고, 매사에 잘 적응하고 적극적입니다. 하지만, 간혹 주관과 주장이 너무 뚜렷하여 다른 사람과 충돌하기 쉽고, 고집스럽다는 인상을 주는 경우가 많습니다.

약한 간이 무리하게 소모되지 않도록 분노를 자제하고 스트레스를 조절하며, 항상 너그러운 마음을 유지하는 노력은 육체적으로 정신적으로 건강해지는 길입니다.

체질적으로 약한 간 기능 때문에, 약물 사용과 육식 섭취는 많은 부작용과 질병의 원인이 됩니다. 모든 육식, 불필요한 약물, 약성이 강한 식품을 삼가고, 흰쌀, 푸른 잎채소와 해물 및 바다생선을 주식으로 하는 것이 좋습니다. 하복부 소화불량이 오래가거나, 잦은 분노함 또는 근육이 무력해지는 증상이 있을 때는 체질에 맞는 올바른 섭생이 특히 필요합니다.

해로운 것	유익한 것
모든 육류과 육수, 우유 및 유제품, 밀가루 음식, 대부분의 잡곡, 커피 및 차류, 인공조미료, 소다 및 가공음료수, 모든 근채류, 마늘, 호박, 버섯, 설탕, 대두, 땅콩, 호두, 은행 등의 콩류 및 모든 견과류, 모든 민물생선, 사과, 배, 녹용, 인삼 및 모든 약물, 비타민, 알칼리성 음료, 술과 담배, 사우나	흰쌀 및 쌀국수 등의 흰쌀제품, 모든 바다생선 및 해물어패류, 배추, 양배추, 복초이 등의 다양한 배추 종류, 다양한 상추 종류, 오이, 브로콜리 등의 기타 푸른 채소, 메밀, 녹두, 고사리, 젓갈, 포도당, 바나나, 딸기, 복숭아, 체리, 참외, 파인애플, 모과

소음인-수양 체질

수양 체질은, 신장은 강하고, 비장은 약한 장부의 비율을 타고나는 체질입니다.

수양 체질은 대인관계에서 특출한 인내심을 나타냅니다. 매사에 차근차근하고 신중하여 치밀하고 계획적입니다. 실수가 적고, 말하기보다는 듣는 사람으로의 역할을 잘합니다. 의구심이 강하여 돌다리도 두들겨 보는 철저함이 있습니다. 건강하지 않을 때의 상황은 강한 소유욕과 의심을 불러일으키는데, 이럴 때에는 냉한 음식과 과식을 피하고 체질 섭생법을 따르는 규칙적인 소식을 하되, 명상 등의 수양법을 병행한다면 큰 도움이 됩니다.

심한 일광욕이나 사우나와 같은 것으로 땀을 갑자기 많이 내면, 전반적으로 건강을 해치게 됩니다. 더운 계절에는 땀이 많이 나지 않도록 겉을 시원하게 유지하면서, 속은 약간의 메운 음식이나, 인삼, 대추와 같은 것으로 적절한 차를 만들어 마시는 것이 유익합니다.

체질적으로 땀을 많이 흘리면 체내가 쉽게 냉하여져서, 무력해지고 소화장애가 올 수 있으니, 더운 계절에는 겉을 시원하게 하여 땀을 방지함으로 체내의 온기를 유지하고, 평소에 더운 음료와 음식을 즐기는 것이 소화와 건강에 유익이 됩니다.

해로운 것	유익한 것
돼지고기, 보리, 팥, 오이, 복요리, 생굴 및 어패류, 상추, 오이, 브로콜리, 감, 참외, 바나나, 딸기, 파인애플, 알로에베라, 맥주, 어름, 모든 냉한 음료 및 음식, 카페인, 사우나	닭고기, 칠면조고기, 염소고기, 오리고기, 양고기, 흰쌀, 찹쌀, 현미, 감자, 고구마, 더덕, 도라지 및 대부분의 근채류, 대부분의 푸른 잎채소, 옥수수, 참기름, 미역, 다시마, 후추, 겨자, 계피, 고추, 카레, 파, 양파, 생강, 사과, 귤, 오렌지, 토마토, 망고, 인삼, 대추, 벌꿀, 누룽지밥

소음인-수음 체질

수음 체질은, 방광은 강하고 위장은 약한 장부의 비율을 타고나는 체질입니다.

수음 체질은 대체로 말이 없고, 상대방의 말을 끝까지 들어 주고, 어지간해서는 분을 내지 않는 인내심의 소유자입니다. 매사에 꼼꼼하고, 앞뒤 주변을 잘 살피는 신중한 면이 있습니다. 그러다 보니 매사에 의구심과 망설임이 많습니다. 수음 체질은 해물과 푸른 채소를 즐기면, 상대적으로 약한 대장의 흡수장애가 약한 위장으로 인한 소화장애와 겹쳐 복합적인 만성 소화장애로 진행되기 쉽습니다. 이럴 때에는 냉한 음료, 음식과 과식을 피하고, 체질 섭생법에 따르는 철저하고 규칙적인 소식을 하되, 닭고기와 쇠고기를 이용한 부드러운 음식을 취하는 것이 유익합니다.

유독 더운 계절에 소화장애 증상이 잦아지는 것은 더위로 땀을 많이 흘리게 되는 까닭입니다. 체질 특성상, 눈에 보이지 않는 정도의 땀이라도 몸의 상태에 따라 소화계 질환 증상의 원인이 될 수 있으므로, 더운 계절에는 항상 땀을 방지하고, 오히려 더운 음식과 음료로 약한 위장이 기운을 잃지 않도록 돕는 것이 중요합니다. 이때 사용하기에 좋은 것은 인삼, 대추, 벌꿀, 계피 등으로, 차로 끓여 적절하게 사용한다면 건강을 유지하는 데 좋은 도구가 될 것입니다.

땀을 많이 흘리거나 냉한 음식을 먹으면 약하고 냉한 위가 더욱 약화되어, 무력증, 소화장애 및 모든 증상의 원인이 되며 치료하기 어려운 만성 소화 질환 및 순환계 질환으로 이어지게 되기 쉬우니, 더운 계절에는 땀을 방지하고, 항상 따뜻한 음식으로 소식과 규칙적 식사를 유지하는 것이 건강법입니다.

해로운 것	유익한 것
돼지고기, 보리, 팥, 오이, 계란, 복요리, 모든 바다생선 및 해물어패류, 배추, 양배추, 복초이등의 다양한 배추 종류, 다양한 상추 종류, 오이, 브로콜리 등의 기타 푸른 채소, 감, 참외, 바나나, 딸기, 파인애플, 포도, 포도주, 알로에베라, 맥주, 어름, 모든 냉한 음료 및 음식, 카페인, 사우나	닭고기, 칠면조고기, 쇠고기, 염소고기, 오리고기, 양고기, 흰쌀, 찹쌀, 현미, 감자, 고구마, 더덕, 도라지 및 대부분의 근채류, 옥수수, 참기름, 미역, 다시마, 후추, 겨자, 계피, 고추, 카레, 파, 양파, 생강, 사과, 귤, 오렌지, 토마토, 망고, 인삼, 대추, 벌꿀, 누룽지밥

유전자 키로 보는 주역 64괘

유전자 키는 인간의 유전적 코드를 영혼의 진화를 위한 지도로 해석하는 리차드 러드(Richard Rudd)의 독특한 관점입니다. 유전자 키는 64개의 유전자 코돈으로 구성되어 있으며, 이는 우주의 질서와 인간의 유전적 코드를 연결 짓습니다. 동양의 주역 64괘 역시 6개의 선으로 이루어진 체계로서, 우주적인 법칙과 변화를 상징합니다. 이 두 가지 체계가 같은 구성 요소인 64를 공유하는 것은 흥미로운 일치입니다.

주역 64괘는 삶의 다양한 상황과 과제를 상징하며, 유전자 키는 우리가 삶에서 마주치는 도전과 기회를 나타냅니다. 각각의 주역과 유전자 코돈은 특정한 상황이나 성격, 덕목을 나타냅니다. 이와 마찬가지로 유전자 키는 긍정적인 유전형질과 그림자 유전형질로 나누어집니다.

긍정적인 유전형질은 주역의 긍정적인 특성과 연결되어 우리가 발전시켜야 할 잠재력을 보여 줍니다. 반면, 그림자 유전형질은 주역의 부정적인 측면과 연결되어 우리가 극복해야 할 패턴을 나타냅니다. 각각의 유전형질은 우리의 성향과 행동 양식에 영향을 미칩니다.

이를 통해 우리는 64괘와 유전자 키를 연결하여 우리 자신의 삶과 관계를 개선할 수 있습니다. 자기 이해를 통해 강점과 약점을 파악하고 극복하는 일에 집중할 수 있습니다. 또한 타인과의 관계를 이해하고 갈등을 해결하는 데도 도움이 됩니다. 목표 설정과 직업 선택에도 유전자 키를 활용하여 자신의 잠재력을 개발하고 의미 있는 삶을 살 수 있습니다.

유전자 키에 대한 해석은 개인의 경험과 상황에 따라 다를 수 있으며, 개인의 노력과 의지가 필요합니다.

유전자 키 시스템은 휴먼디자인과 많은 부분이 유사하되, 몇 가지 다른 점들이 있습니다. 이 시스템에서 차트를 만드는 것은 점성술이나 휴먼디자인과 같이 생일, 출생 시간, 태어난 장소 등이 필요합니다. 그리고 문제에 따라 주역의 점처럼 사용할 수 있습니다.

유전자 키는 우주와 공명하며 신체 내에서 블랙홀과 웜홀의 역할을 하는 우리 DNA를 주역의 괘로 표현하고 있습니다.

DNA는 아데닌, 구아닌, 시토신, 티아민이라는 네 가지 염기의 조합인 뉴클레오티드로 구성되어 있습니다. 이들 염기의 가장 작은 조합 단위를 코돈이라고 부릅니다. 한 개의 코돈은 한 개의 아미노산에 대한 정보를 담고 있고, 여러 개의 코돈으로 단백질을 형성합니다.

DNA는 두 가닥의 염기 띠가 나선형으로 꼬여 사다리 모양을 이룹니다. 이때 아데닌은 구아닌과, 시토신은 티아민과 짝을 이루어 염기쌍을 만듭니다. 이들 염기는 복제 과정에서 아미노산의 종류와 순서를 결정합니다. 세 개의 염기가 하나의 코돈을 이루어, 하나의 아미노산을 결정하게 됩니다.

즉, 세 개의 염기는 하나의 유전자를 결정합니다. 이는 주역의 괘가 세 개의 양을 가지고 있는 것과 유사합니다. 뉴클레오티드에는 세 개의 염기가 드는 자리가 있으며, 각 자리에는 네 종류의 염기가 들어갈 수 있습니다. 그래서 64개(4×4×4=64)의 염기 조합이 만들어집니다. 이는 어떤 생물에도 마찬가지로 64개 이상의 코돈의 종류는 없으며, 이것은 주역이 64개 괘를 가지고 있는 이유입니다. 따라서 주역과 유전자 코드는 생명 생성의 이치와 주역의 이론에 따른 우주의 이치가 공통된 패턴을 표현하고 있다는 것을 보여 줍니다.

유전자 키는 세 가지 시퀀스를 하나의 통합으로 보고 이를 '골든 패스'라고 부릅니다. 주역의 괘를 묵상과 명상으로 삶에 적용하도록 합니다. 각 유전자 키는 그림자, 선물, 그리고 '싯디'라는 개념을 통해 원형으로 설정됩니다.

개인의 내면아이 역할로서의 그림자를 인식하고, 이것이 어떤 방식으로 나타나는지 인지하게 합니다. 이것은 프로이드의 에고나 호오포노포노의 우니히필리와 같은 개념입니다. 패턴을 인식하고 자신을 사랑하게 되는 과정에서 그 그림자는 계속 나타나게 됩니다. 그림자를 나쁜 것으로 보거나 제거해야 할 대상으로 보지 않습니다.

그림자는 개인의 어떤 것이 촉발 인자인지 탐구하도록 도와줍니다. 그리고 그림자를 인식함으로써 자신과 타인을 더 사랑할 수 있게 도와줍니다. 자신을 인정하고 선물에 집중하면, 자신의 에너지를 활용할 수 있게 됩니다.

유전자 키는 자신만의 유일무이한 재능과 선물을 발견하고, 이를 사회와 공유하면서 동시에 지원받는 방법을 찾습니다. 이는 개인에게 적합한 의미 있는 방식으로 물질적 풍요와 번영을 창출하는 데 도움이 됩니다. 휴먼디자인처럼, 유전자 키는 개인에게 맞게 맞춤형으로 설정됩니다.

예를 들어, 삶의 활동 다음으로는 진화라는 단계가 있습니다. 이는 자신의 인생에서 가장 큰 도전 과제로, 이전 단계인 '삶의 활동'을 통해 이해할 수 있습니다. 그래서 삶의 활동을 이해하면, 진화와 미래에 대한 보다 깊이 있는 이해를 얻을 수 있습니다. 많은 사람들이 자신의 인생의 목적이나 직업에 대해 알고 싶어 하며, 유전자 키는 자신만의 독특한 재능과 천재성을 발견하고 이를 발전시키는 데 도움을 줍니다. 이것은 자신의 천재성과 재능이 자연스럽게 나타날 수 있는 공간을 만드는 방법을 배우는 것으로, 의식적이든 무의식적이든 이러한 배치는 개인의 패턴을 형성하는 데 기여합니다.

유전자 키는 동양의 고전인 주역의 64괘를 서양적인 시각에서 재해석하여, 유전자 키만의 독특한 해석을 제공합니다. 유전자 키는 64개의 개별 유전자 키가 포함하고 있는 특징들을 통해, 세포 수준에서 자신이 가진 독특한 유전자 코드를 새롭게 이해하는 데 도움을 줍니다.

이를 통해, 자신의 더 높은 참된 인생 목적을 발견하고 더 큰 가능성을 일깨우는 데 도움을 줍니다. 또한, 제한적인 패턴에서 벗어나 새롭고 더 높은 주파수로 진행하는 데 도움을 줄 수 있습니다. 유전자 키의 복잡한 언어와 그 해석은 우리의 무의식적인 두려움에 근본을 두고 있으며, 그것을 넘어서야만 더 성숙하고 참된 자아를 찾을 수 있습니다.

사이트에 들어가면 온라인 강좌와 책, 명상에 관한 정보가 있습니다.(www.genekeys.com)

64괘 다우징 차트

상괘 \ 하괘	건 ☰	태 ☱	이 ☲	진 ☳	손 ☴	감 ☵	간 ☶	곤 ☷
건 ☰	건위천	택천쾌	화천대유	뇌천대장	풍천소축	수천수	산천대축	지천태
태 ☱	천택리	태위택	화택규	뇌택귀매	풍택중부	수택절	산택손	지택림
이 ☲	천화동인	택화혁	이위화	뇌화풍	풍화가인	수화기제	산화비	지화명이
진 ☳	천뢰무망	택뢰수	화뢰서합	진위뢰	풍뢰익	수뢰둔	산뢰이	지뢰복
손 ☴	천풍구	태풍대과	화풍정	뇌풍항	손위풍	수풍정	산풍고	지풍승
감 ☵	천수송	택수곤	화수미제	뇌수해	풍수환	감위수	산수몽	지수사
간 ☶	천산둔	택산함	화산려	뇌산소과	풍산점	수산건	간위산	지산겸
곤 ☷	천지부	택지췌	화지진	뇌지예	풍지관	수지비	산지박	곤위지

휴먼디자인과 카르마로 운명 창조하기

휴먼디자인이란 차크라, 주역, 카발라, 그리고 유전과학 등을 혼합한 체계로 라 우루 후라는 분이 만들었습니다. 모든 생명체는 그들이 속한 큰 존재와 지속적으로 상호 작용을 하는데, 휴먼디자인에서는 이를 뉴트리노라는 입자를 통해 우리가 우주 전체와 연결되어 있다고 설명합니다. 이는 보이지 않는 에너지 흐름, 즉 생체바이오 에너지장과 우주의 정보영역이 연결되어 있다는 개념과 같습니다.

휴먼디자인*은 오랜 역사적 전통 학문인 주역, 점성술과 현대 과학인 양자물리학의 결합을 통해 우리가 의식적으로 인지하지 못하는 무의식적인 특성에 주목하며 에너지장이 어떻게 인간의 일을 이끌어 내는지에 대해 설명해 줍니다. 이를 통해 각 개인의 개성을 인식함으로써, 자기 자신을 보다 잘 이해하게 되고 타인과의 차이점에 대한 새로운 인식을 얻게 됩니다. 그래서 우리는 서로의 차이점을 더욱 존중하게 되며, 자신만의 방식으로 살아가는 것에 집중함으로써 만족감을 느끼게 되는 것입니다.

휴먼디자인은 69,120개의 가능성의 조합으로 구성한 복잡한 체계입

* 휴먼디자인 사이트: http://www.thehumandesignsystem.com

니다. 바디그래프에서 보이는 64개의 숫자는 주역의 각 상징에 대응하며, 이 숫자들 각각 아래에는 6개의 라인, 6개의 색상, 6개의 기초 요소 그리고 마지막으로 5가지 톤이 있습니다. 그래서 이 전체 조합의 가짓수는 69,120개가 됩니다(64×6×6×6×5). 인간세계에 펼쳐지는 사건들이 주역의 64개 패턴의 확장형으로 나타나게 되는 것입니다.

정보에너지장에 에너지 정보로 남아 있는 사건들이 감정과 느낌에 따라 작동되는 우주의 카르마* 법칙에 따라 해당하는 정보와 공명이 되면 특정 괘로 표현되는 사건이 발생합니다. 감정과 느낌이 강력한 에너지이기 때문입니다. 카르마의 법칙에는 주는 만큼 받고, 받으면 받은 만큼 주게 된다는 우주의 절대적인 작용, 반작용의 법칙이 작동합니다. 감정과 느낌의 작용, 반작용이 카르마의 법칙입니다. 그래서 카르마가 발생하지 않으려면 안 좋은 감정과 느낌이 생기지 않게 자신과 타인을 이해하고 감사하고 용서해야 합니다. 나쁜 카르마가 생기지 않게 노력하는 것입니다.

---

* 카르마는 힌두교에서 중요한 개념으로 여겨지며, 인간 행동의 결과와 관련된 법칙 또는 원리를 나타냅니다. 카르마는 "행위"를 의미하며, 모든 행위, 즉 행동은 결과를 가져옵니다. 이 법칙에 따르면 선한 행동은 좋은 결과를 가져오고, 악한 행동은 나쁜 결과를 가져옵니다. 따라서 선한 행동을 통해 긍정적인 카르마를 쌓을 것을 권합니다. 카르마는 개인의 현재 또는 미래 운명에 영향을 미칩니다. 행동의 결과로서 개인은 과거 행동에 따라 경험하게 될 운명을 얻게 됩니다. 따라서 개인의 운명은 과거 행동의 결과인 카르마에 의해 형성됩니다.
개인은 이전 생애에서 축적된 카르마에 따라 새로운 생명체로부터 태어납니다. 즉, 현재 생애에서 맞닥뜨리게 되는 상황이나 조건은 개인의 이전 행동의 결과로부터 비롯된 것입니다. 카르마의 개념은 개인의 의식적인 행동과 도덕적인 선택을 강조합니다. 의지와 윤리적인 행동을 통해 자신의 카르마를 개선하고, 현재와 미래의 운명을 좋게 만들 수 있습니다. 카르마는 인간 행동의 도덕적 가치와 개인 성장에 대한 깊은 이해를 제공하며, 삶의 목적과 의미를 탐구하는 데에 중요한 역할을 합니다.

휴먼디자인은 자신의 내면을 따르라고 합니다. 감정이 중요한 사람과 직관이 중요한 사람의 결정 과정은 완전히 다릅니다. 직관이 중요한 사람은 즉시 행동으로 옮겨야 하지만, 감정이 중요한 사람은 자신의 감정을 지켜봐야 합니다. 그래서 각종 감정에 휘둘리지 말아야 합니다. 감정과 느낌, 마음 그대로 창조되는 우주의 법칙을 알아야 합니다. 행복하고 좋은 느낌을 느끼면 그대로, 불행하고 나쁜 느낌을 느껴도 그대로 구현됩니다. 결국 모든 것은 마음이 만들어 내는 것입니다.

한편 단극자석이란 극성이 하나뿐인 자석을 말하는 것으로, 이것은 1931년에 물리학자 존 폴 디랙에 의해 처음 제안되었고, 현재까지도 많은 주목을 받고 있습니다. 휴먼디자인에서는 이 단극자석을 중요시합니다.

이 단극자석은 우리 몸의 흉골 뒤에 위치한 신, 상위자아로서 이곳에서 우리에게 살아갈 수 있는 힘을 공급하고 있다고 말합니다.

분리되었다는 착각은 '나'라는 개념을 만들어 내는 의식의 경험을 설명합니다. 이는 우리가 갖는 생체에너지장을 포함하며, 이는 우리의 일상 경험과 해석의 근거가 됩니다. 이 개념은 영성과 의식의 영역에서 오래전부터 논의되어 왔고, 인간 이해의 핵심적인 주제입니다. 더불어 단극자석은 우리의 삶에 필요한 모든 것을 끌어들여, 우리 자신이 되면 우리에게 필요한 모든 것을 얻을 수 있게 한다고 말합니다.

한편, 뉴트리노는 매우 작은 질량을 가지고 있지만 일반적인 물질과는 상호 작용 하지 않아 지구와 사람의 몸을 쉽게 통과해 지나갑니다. 그 과정에서 뉴트리노가 가진 정보가 우리의 신체와 의식에 전달됩니다.

휴먼디자인에서 뉴트리노는 굉장히 결정적인 역할을 합니다. 아이가 태어날 때, 뉴트리노의 흐름에 의해 특정 디자인이 만들어집니다. 이때의 영향은 개개인의 차트에서 오른쪽 영역인 의식의 특징을 설정하게 됩니다. 휴먼디자인 차트에서 의식은 "내가 생각하는 나"를 의미합니다. 무의식은 태어나기 약 90일 전의 정보를 나타내며, 이는 태어날 때의 의식 영역과 함께 차트에 그 특징이 드러나게 됩니다. 뉴트리노는 지금 이 순간에도 우리의 생각과 행동, 삶과 의식에 영향을 미칩니다. 이는 개인부터 국가, 인류 전체를 특정한 방향으로 이끌어 냅니다. 정보영역이 인간의 생체정보장에 영향을 줄 수 있다는 개념입니다. 휴먼디자인에서는 양자물리학의 단자와 뉴트리노의 개념을 활용합니다. 각자 다르게 주어진 뉴트리노와 상위자아로서 단극자석입니다. 휴먼디자인은 당신과 다른 사람, 환경, 물건과 어떻게 가장 잘 상호 작용 할 수 있는지 이해하는 데 도움이 됩니다. 유전자 키는 자신의 진정한 자아를 가장 잘 포용하고 사랑하며 해방하는 방법을 이해하는 데 도움이 되며, 이 두 가지는 서로를 보완하는 방식으로 작동합니다.

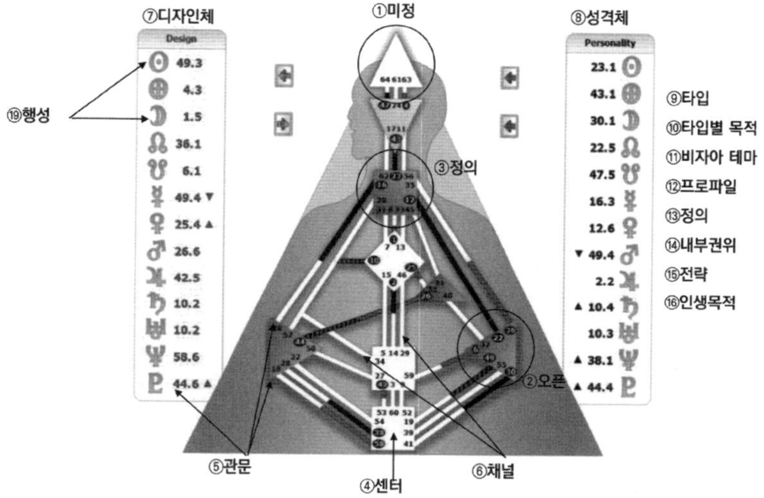

나라는 존재는 이원성의 세상에서 경험을 통한 배움을 위해 이 세상에 태어납니다. 여러 생을 반복해 온 카르마적 원인에 따라 성장을 위한 적절한 인생 프로그램과 휴먼디자인을 타고나게 되는데, 영혼의 목적인 성장에 방해를 주지 않으려면 자신을 제대로 알아야 합니다. 휴먼디자인이 그 역할을 하게 되는 것입니다. 선천적으로 타고난 에너지장 개념이 들어 있는 8체질 휴먼모델과 휴먼디자인, 그리고 앞으로 언급할 에니어그램, MBTI를 통해서 나를 정확하게 알고 카르마의 직접적 발생 에너지원인 감정과 느낌에 휘둘리지 않으면서 나의 투영인 타인을 진정으로 이해하고, 사랑의 덕을 쌓아야 선한 운명을 창조할 수 있게 됩니다.

휴먼디자인 다우징 차트

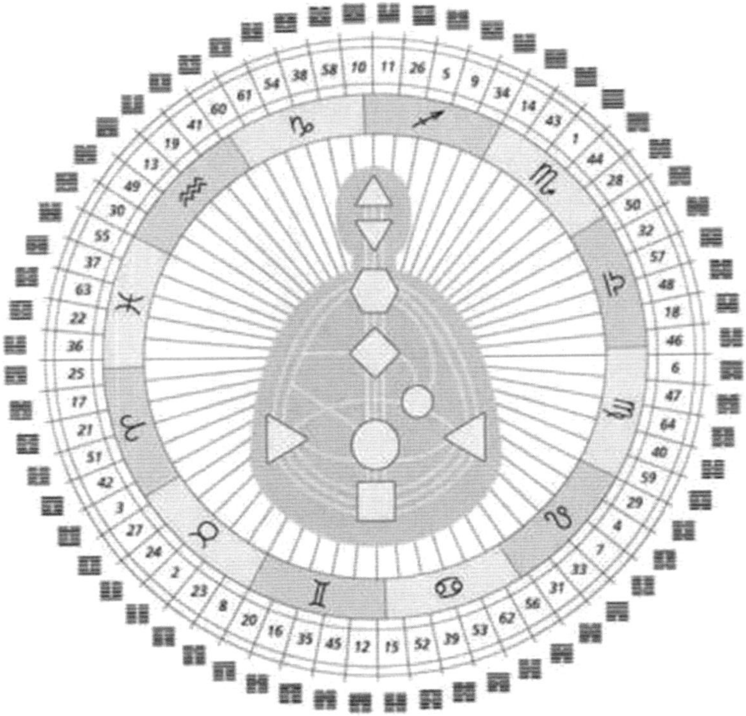
10
11
26
5
9
34
14
43
1
44
28
50
32
57
48
18
46
6
47
64
40
59
29
4
7
33
31
56
62
53
39
52
15
12
45
35
16
20
8
23
2
24
27
3
42
51
21
17
25
36
22
63
37
55
30
49
13
19
41
60
61
54
38
58

4장

다우징으로 3일이면 나도 힐러

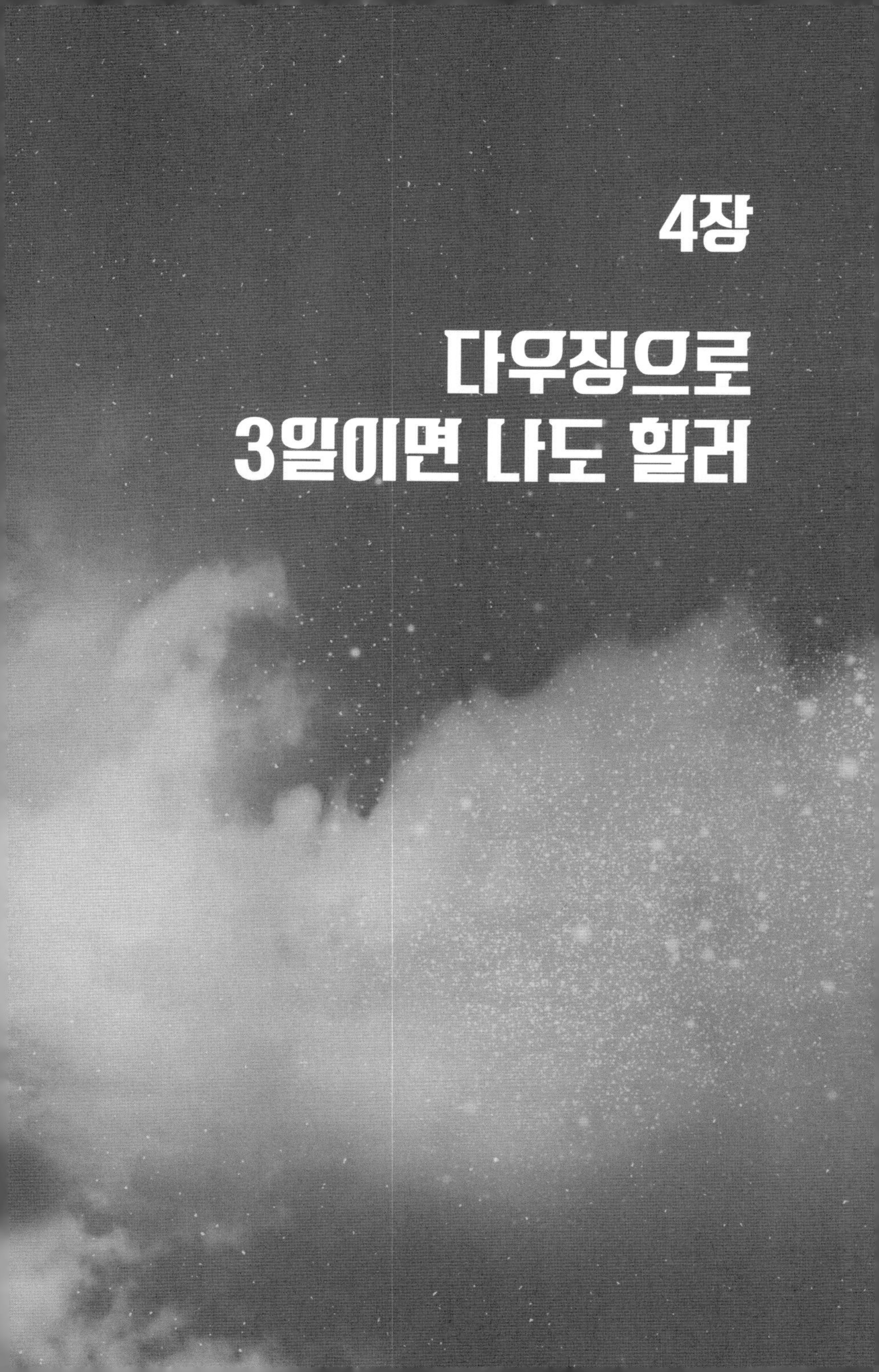

다우징 능력과 힐러

힐러에게 있어서 다우징 능력은 환자의 상태를 감별하고 적절한 치료 방법을 결정하는 데 있어 필수적인 도구입니다. 다우징은 힐러가 환자의 에너지 필드, 즉 바이오필드를 감지하여 건강 상태, 질병의 원인, 그리고 치료 방향에 대한 깊은 통찰을 얻을 수 있게 해 줍니다. 이러한 능력은 특히 주류의학에서는 진단하기 어려운 경우에 매우 유용합니다. 다우징을 통해 힐러는 환자의 에너지 상태를 파악하고, 이를 통해 신체적, 정신적, 감정적 문제의 근본 원인을 정확하게 진단할 수 있습니다. 예를 들어, 환자가 만성 피로를 호소할 때, 다우징을 통해 에너지 불균형이나 차단된 차크라를 발견할 수 있으며, 이는 전통적인 의학 검사로는 발견하기 어려운 문제일 수 있습니다.

다우징은 표면적인 증상을 넘어서 질병의 근본적인 원인을 파악하는 데 도움을 줍니다. 예를 들어, 환자가 소화 불량을 겪고 있다면, 다우징을 통해 이 문제가 신체적인 문제인지, 아니면 스트레스나 감정적 문제로 인한 것인지를 파악할 수 있습니다. 다우징을 통한 감별은 환자에게 가장 적합한 치료법을 결정하는 데 중요한 역할을 합니다. 각 개인의 에너지 상태는 독특하기 때문에, 다우징을 통해 개인 맞춤형 치료 계획을 세울 수 있습니다. 예를 들어, 어떤 환자에게는 특정한 허브가 유익할 수 있으며, 다른 환자에게는 명상이나 요가가 더 적합할 수 있습니다. 또한 치료 과정 중에 다우징을 사용하면 치료의 효과를 모니터링하고 필요에 따라 치료 방법을 조정할 수 있습니다. 이는 환자의 치유 과정을 최적화하고, 더 빠른 회복을 도모할 수 있게 합니다.

또한 환자가 불명확한 건강 문제로 고통받고 있을 때, 다우징을 통해 힐러는 환자의 에너지 필드를 세심하게 조사할 수 있습니다. 환자의 바이오필드에서 특정한 불균형이나 차단을 발견하면, 이는 특정한 건강 문제의 원인이 될 수 있습니다. 다우징을 통해 발견된 심장 차크라의 불균형은 감정적 문제나 스트레스와 관련이 있을 수 있으며, 이는 심장 질환의 위험을 증가시킬 수 있습니다. 이러한 정보를 바탕으로 힐러는 감정적 치유, 스트레스 관리 기법, 에너지 치유 등을 포함한 맞춤형 치료 계획을 제공할 수 있습니다.

다우징 능력은 힐러가 환자의 복잡한 건강 문제를 이해하고, 근본적인 원인을 해결하며, 개인에게 맞춤화된 치료를 제공하는 데 있어 필수적인 도구입니다. 이는 환자의 전반적인 건강과 웰빙을 향상시키는 데 크게 기여할 수 있습니다.

다우징 능력을 활용해 환자의 에너지장을 스캔하여 불균형이나 차단된 부분을 찾아낼 수 있고, 각 차크라의 상태를 진단하고 에너지 흐름을 개선하는 방법을 찾아낼 수 있습니다.

또한 다우징을 통해 경락의 흐름을 파악하고 막힌 부분을 개선하여 환자의 건강을 증진시킬 수 있으며 환자의 정서적 문제의 근원을 파악하고 해결하는 데 도움을 줄 수 있습니다.

에니어그램과 MBTI의 활용

마음과 신체의 건강은 서로 깊이 연결되어 있으며, 이는 대체의학 분야에서도 중요한 원칙 중 하나입니다. 마음의 문제, 즉 심리적 스트레스나 감정적 불안정성은 신체적 질병을 유발하거나 악화시킬 수 있습니다. 이러한 관점에서 저는 환자들의 치유 과정에 심리도구와 대체의학적 접근 방법을 통합하여 적용하고 있습니다. 따라서 환자의 치유 과정에는 심리적 안정을 증진시키고, 신체적 건강을 개선하기 위한 통합적인 접근 방법이 필요합니다. 이를 위해 에니어그램과 MBTI는 환자의 심리적 안정과 신체적 건강을 증진시키는 데 있어 힐러에게 매우 유용한 도구가 될 수 있습니다. 이러한 심리학적 도구들을 활용함으로써, 힐러는 환자의 성격, 스트레스 반응, 의사소통 스타일, 감정 처리 방식 등을 더 깊이 이해할 수 있으며, 이를 바탕으로 개인 맞춤형 치유 계획을 수립할 수 있습니다.

에니어그램 활용 방안

에니어그램은 개인의 성격 유형을 9가지로 분류하여, 각 유형의 동기, 두려움, 욕구 등을 이해하는 데 도움을 주는 도구입니다. 이를 활용함으로써 자기 이해, 대인 관계 개선 등 다양한 이점을 얻을 수 있습니다.

내면의 동기와 두려움 이해: 에니어그램은 환자가 자신의 근본적인 동기와 두려움을 이해하는 데 도움을 줍니다. 치유사는 이 정보를 활용하여 환자가 자신의 행동과 감정 반응의 근원을 이해하도록 돕고, 이를 통해 심리적 안정을 찾을 수 있는 방법을 모색할 수 있습니다.

갈등 해결: 에니어그램은 환자가 자신의 성격 유형에 따른 갈등 해결 방식을 이해하는 데 도움을 줍니다. 치유사는 이를 바탕으로 환자가 대인 관계에서 발생하는 갈등을 건강하게 해결하고, 스트레스를 줄이는 방법을 안내할 수 있습니다.

성장과 발전 촉진: 에니어그램은 각 성격 유형의 성장 경로를 제시합니다. 치유사는 환자가 자신의 잠재력을 실현하고, 긍정적인 변화를 이루도록 격려하며, 이 과정에서 필요한 지원을 제공할 수 있습니다.

이 도구는 약 2,500년 전, 고대 근동 지역에서 탄생했다고 추정되며, 에니어그램을 서구 사람들이 접한 건 구르지예프 때문입니다. 그는 이를 서구로 가져와 미국과 유럽에 널리 퍼뜨렸습니다.

에니어그램을 통해 우리는 우리의 반응이 의지, 감성, 이성이라는 세 가지 힘의 중심으로부터 비롯된다는 것을 알 수 있습니다. 이를 통해 자신과 타인을 더 깊이 이해하고, 개인적, 대인적, 직업적 측면에서 긍정적인 변화를 만들어 낼 수 있습니다.

에니어그램 성격유형 검사는 전문적인 기관이나 온라인을 통해 빠르고 정확하게 검사해야 합니다. 하지만 훈련된 다우저는 다우징 차트를 활용한 결과로 에니어그램 유형을 확인할 수 있습니다.

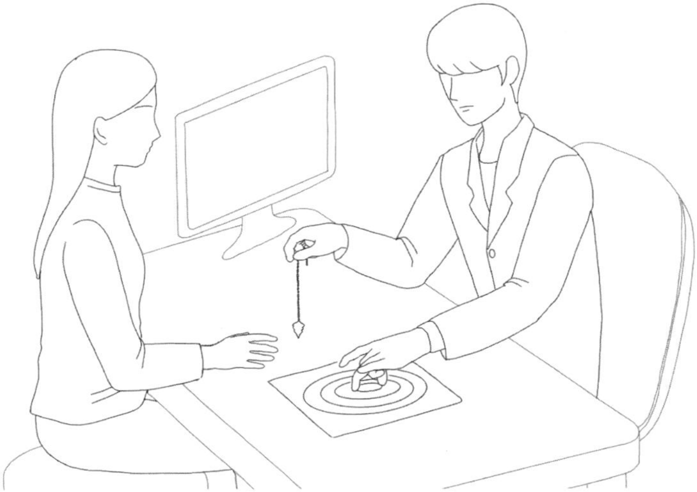

다우징 차트를 활용한 검사와 치유

에니어그램 다우징 차트

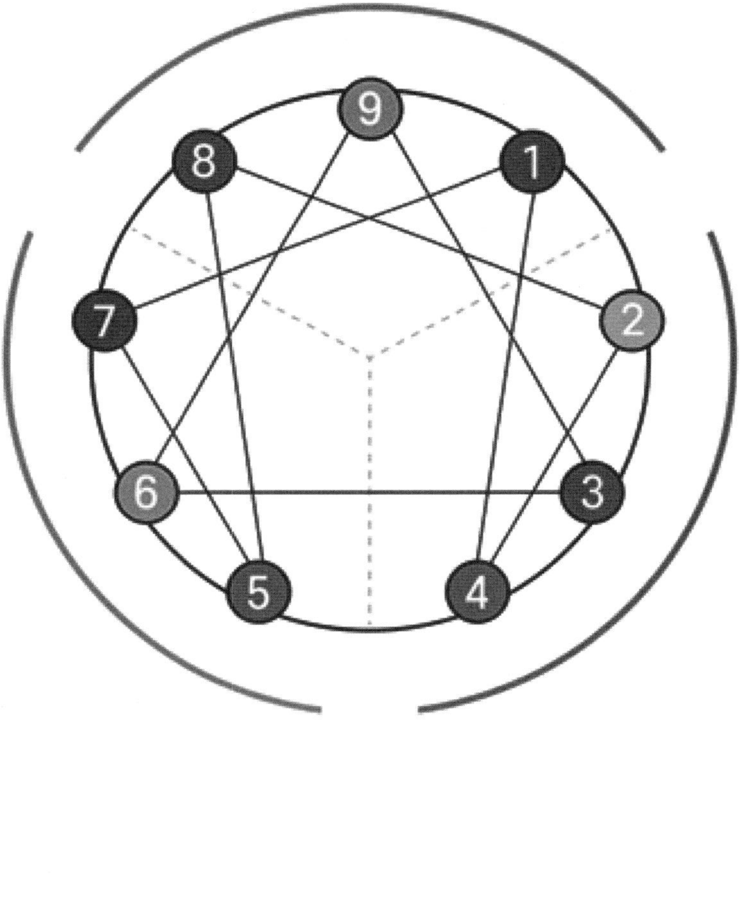

1유형: 완벽을 추구하는 성향

자신의 이상을 명확히 알고 이를 달성하기 위해 노력합니다. 이들은 높은 도덕성과 이성을 가지고 있지만, 동시에 완벽주의와 독선적인 경향을 보입니다. 공정하고 정의로운 행동을 중요시하며, 자신의 윤리적 관점에 대한 확신을 가지고 있습니다. 이상을 추구하며, 그것이 행동과 생활 방식에 반영됩니다. 해야 한다는 표현을 자주 사용하며, 자신이 옳은 길을 걷고 있다는 확신과 만족감을 가지고 있습니다. 하지만 이러한 사람들의 기본적인 문제는 내가 항상 옳다는 독선적인 생각과, 내면의 분노를 억제하려는 경향이 있습니다. 이들은 자신의 분노를 인정하지 않고 숨기려고 하고, 그것이 행동과 태도에 영향을 미칩니다.

2유형: 타인에게 도움을 주려는 성향

이들은 관대하고 치유의 능력을 가지고 있지만, 때때로 이런 성질이 타인을 아첨하거나 소유하려는 욕구로 변할 수 있습니다. 다른 사람들이 어려움을 겪을 때 도움을 주는 것을 즐기며, 주변 사람들의 필요를 충족시키는 데 집중합니다.

그러나 종종 자신이 도움이 필요할 때 이를 인식하지 못하고 이런 상황을 무시하는 경향이 있습니다. 이들은 직감이 뛰어나며 다른 사람들의 감정을 잘 이해하고 반응할 수 있어 적응력이 좋습니다. 또한 상황에 맞춰 다양한 모습을 보여 주며, 자신의 욕구를 보살피는 대신 타인의 욕구를 챙기는 데 만족감을 느낍니다. 그러나 이들의 문제점은 자신이 도움이 필요하거나 상처를 받았을 때 이를 인정하지 않는 경향이 있습니다. 이것은 종종 자만심으로 나타나며, 자신이 항상 주는 사람이라고 생각합니다. 이것은 구세주 콤플렉스 또는 순교자 콤플렉스로 보이기도 합니다.

3유형: 성공을 추구하는 성향

이들은 뛰어남과 진실성을 가지고 있지만, 성공과 지위를 맹목적으로 추구하는 경향이 있습니다. 이들은 효율성을 중점으로 두며, 성공을 위해 개인적인 생활을 희생하는 것이 두렵지 않습니다. 주변의 사람들도 효율적으로 목표 달성을 위한 노력에 참여하길 원하며, 그 과정에서 자기 자신과 타인의 의욕을 고양시키는 데 능숙합니다. 성공과 실패라는 척도로 인생의 가치를 평가하고, 성공을 위해 목표를 세웁니다. 자신감 있는 모습으로 주변 사람들에게 긍정적인 인상을 심도록 노력하며, 자신의 과업이 효율적이고 성공적으로 완료되었다는 생각에 큰 만족감을 느낍니다. 그러나 이들의 문제는 성공에 너무 집착하게 되어 자신이나 다른 사람을 기만하게 될 수도 있고, 과도한 자기중심주의에 빠질 수 있습니다. 이런 행동은 허영심으로 나타납니다.

4유형: 특별함을 지향하는 성향

창조성과 직관을 발휘할 수 있는 사람이지만, 때로는 우울증이나 과도한 자의식에 빠질 수 있습니다. 자신이 특별하다고 생각하고, 감동을 중요시하는 한편 평범함을 거부합니다. 또한 슬픔이나 고독 등의 감정을 깊게 체험하며, 다른 사람들을 이해하고 돕는 것에 능숙합니다. 자기 자신을 연극의 주인공처럼 보는 경향이 있으며, 행동이나 옷차림에서 세련되고 풍부한 표현력을 보여 줍니다. 이들은 자신이 특별하고 독특하며 감성이 풍부하다는 것을 자랑스럽게 여깁니다. 직면하는 주요 문제는 종종 다른 사람이 가진 것을 부러워하는 질투, 우울한 환상에 빠지는 경향, 그리고 한 번에 여러 가지를 원하는 변덕스러움입니다.

5유형: 지식이 높고 관찰하는 성향

지성과 창의력을 가지고 있지만, 때로는 괴짜이고 고립되어 있습니다. 지식을 얻는 것을 좋아하며, 항상 올바르게 판단하려는 노력을 합니다. 분석력과 통찰력이 뛰어나며 객관성과 침착함을 유지하려 노력합니다. 또한 관찰력이 뛰어나 현실을 잘 인식할 수 있지만, 말은 별로 하지 않으며 주의 깊게 행동합니다. 어리석은 결정을 내리는 것을 피하고, 어떤 일을 시작하기 전에 반드시 정보를 열심히 모아 상황을 정확히 파악하려고 합니다. 이들은 고독을 즐길 뿐만 아니라 개인의 시간과 공간을 정말 중요시하며, 자신이 지혜롭고 학식이 있는 사람이라는 것에 만족합니다. 문제는 자신을 다른 사람에게 보여 주는 것이 힘들다는 것입니다. 그 결과 그들은 사회적인 상호 작용을 피하게 되고, 시간, 지식, 말, 돈 등의 자신의 욕구에 대해 인색합니다.

6유형: 안전을 추구하는 충실한 성향

책임감이 강하고 안정을 중요시하며, 친구나 그들이 신봉하는 이념에 가장 충실합니다. 전통이나 단체에 대한 충성심이 높으며, 공동체에 대한 헌신도 매우 강합니다.

신중하고 정직하며, 협조적인 태도와 조화를 이루기 위한 노력으로 주변 사람들에게 믿음과 신뢰감을 줍니다. 특히, 그들은 신뢰할 수 있고, 충성스러운 사람이라고 묘사될 때 가장 큰 만족감을 느낍니다. 주요 문제는 안전에 대한 과도한 관심으로 인해 불필요한 걱정거리와 의심에 시달리는 것입니다. 또한, 그들은 미래에 대한 과잉 걱정으로 인해 상상의 공포에 빠질 수 있습니다.

7유형: 재미를 추구하고 계획하는 성향

흔히 낙관적이고, 즐거움을 찾아내는 데 능숙하며, 창의적인 아이디어와 풍부한 상상력을 가지고 있습니다. 주변 사람들에게 사랑받으며, 자신 역시 매력적이고 사랑스러운 사람이 되려고 노력합니다. 늘 즐거움을 추구하는 유쾌한 사람이며, 계획이 무궁무진하다는 표현을 할 때 큰 만족감을 느낍니다.

문제점은 과도한 충동성, 인내심 부족입니다. 또한, 내면의 공허함과 두려움을 느낄 때 향연과 지나친 즐거움을 추구하는 경향이 있습니다. 쉽게 싫증을 내고, 고통을 피하기 위해 흥분과 재미를 쫓는 습관이 문제를 악화시킬 수 있습니다.

8유형: 힘을 추구하고 주장이 센 성향

강하고 담대한 성격을 가지고 있으며, 자신이 옳다고 생각하는 것에 대해서는 끝까지 싸울 준비가 되어 있습니다. 그들은 용기와 힘이 넘쳐나며, 허영심과 같은 부정적인 특성을 신속하고 정확하게 파악하고 이에 대처할 능력이 있습니다. 권력 구조를 잘 이해하고 이를 활용해 자신의 위치를 강화하는 데 능숙하며, 자신이 강력하게 행동하는 모습에 만족감을 느낍니다. 또한 불공평함에 강하게 반대하고, 약자를 옹호하고 보호하는 것을 중요하게 생각합니다. 반면에 자신의 잘못을 인정하지 않고 거친 말로 부정하려는 경향이 있습니다. 이는 때로는 마치 양심의 가책을 전혀 느끼지 못하는 듯한 무자비한 행동으로 이어질 수 있습니다.

9유형: 조화와 평화를 추구하는 성향

평화와 조화를 추구하며, 갈등을 해결하고 사람들을 화합시키는 데 능숙합니다. 그들은 스스로의 혼란을 싫어하며, 갈등이나 긴장을 피하려는 성향을 지니고 있습니다. 따라서 주변 환경에 쉽게 동화되는 특성을 가지고 있습니다. 좋은 환경에 있으면 인내심이 강하며 편견이 없어져 주변 사람들의 우울감이나 문제를 이해하고 돕는 데 능숙합니다. 자신이 안정감과 조화를 느끼고 있는 상태에 가장 큰 만족을 느낍니다. 사람들 사이의 갈등을 피하려는 성향 때문에 계획된 일을 미루거나, 적극적인 활동을 회피하려는 나태함이 있습니다.

에니어그램 해석 방법

에니어그램에서 우리의 성격은 나의 유형 바로 옆에 있는 유형, 즉 날개의 영향을 받습니다. 또한 나의 유형과 화살표의 선으로 연결돼 있는 두 개의 번호도 영향이 큽니다. 변화하고 성장하기 위해 우리는 자신의 성격에 날개와 화살표의 긍정적인 특성을 받아들여 수용하고 부정적인 특성을 치유하려는 노력이 필요합니다.

'날개'는 양옆 유형을 의미하며, 우리가 주변 환경에 적응하고 유연하게 반응하기 위해 이 유형들의 특성을 사용하게 됩니다. 하지만, 이러한 경향은 때때로 부정적인 효과를 가져다주기도 합니다. 본질적인 성향을 무시하고 적응을 강조하는 '날개'의 영향을 너무 많이 받을 경우에는 오히려 자신과의 거리가 벌어질 수 있습니다.

일반적으로 사람들은 20대 후반까지의 시기에 한쪽 성격 유형, 즉 한쪽 날개가 더 집중적으로 발달하게 됩니다. 그러나 시간이 흘러 중년기를 넘어가면서 반대쪽 날개도 발달하기 시작하며, 이렇게 양쪽 날개가 발달함으로써 성격의 균형을 찾아가려는 경향이 있습니다. 우리는 성장하고 발전하기 위해서는 양쪽 날개가 균형 있게 발달하도록 노력해야 합니다.

9가지 유형들은 심리 상태에 따라 변화며, 때론 긍정적으로, 때론 부정적으로 작용합니다. 통합과 분열이라는 성격 역동성 관점에서 에니어그램을 적용하면, 자아의 건전성을 평가할 수 있습니다. 자아가 건강하거나 의식 수준이 높을 때는 전체적인 역동적 에너지가 긍정적인 방향인 통합으로 나아갑니다. 반면 그렇지 못할 경우에는 부정적인 방향인 분열로 진행됩니다.

통합적인 역동성은 스트레스가 낮은 상황에서 생기며, 자신의 중심 유형의 부정적 특성을 보완함으로써 성장과 발전의 방향으로 나아갑니다. 현재를 지금, 현존의 경험으로 받아들임으로써, 자신의 덕목을 발전시키고, 격정을 통제하는 통찰력을 갖게 됩니다. 반면 분열적 역동성은 스트레스가 높은 수준일 때 발생하여, 자신의 중심 유형의 부정적 특성을 더욱 부각시키고 긍정적 측면을 잊어버리는 방향으로 나아갑니다.

통합과 분열의 방향성은 다음과 같습니다. 통합의 방향은 1→7→5→8→2→4→1입니다. 건강한 1유형은 낙관적이고 자유로움을 즐기는 7유형으로의 성장이 가능하며, 건강한 7유형은 집중하고 관찰하는 5유형의 특성을 가질 수 있습니다. 건강한 5유형은 움츠려 있던 것에서 벗어나 적극적인 8유형의 특성을 보여 주는 성장 방향으로 나아갑니다. 건강한 8유형은 친절하고 배려하는 2유형의 여유로움을 지니게 되고, 건강한 2유형은 4유형의 깊은 감정 에너지를 가질 수 있습니다. 마지막으로, 건강한 4유형은 공정하고 정의로운 1유형의 특성을 가지게 됩니다. 각 유형의 분열의 방향은 통합의 순서를 역순으로, 즉 1→4→2→8→5→7→1로 움직입니다.

MBTI의 활용

요즘 유행하는 MBTI도 에니어그램에서 본 것처럼 훈련된 다우저는 차트에 집중하고 핑거다우징을 하면 해당하는 유형을 고를 수 있습니다.

의사소통 스타일 이해: MBTI는 환자의 의사소통 선호도를 이해하는 데 도움을 줍니다. 치유사는 이 정보를 활용하여 환자와의 의사소통을 최적화하고, 환자가 타인과의 관계에서 의사소통 문제를 해결하는 데 도움을 줄 수 있습니다.

스트레스 관리: MBTI는 환자가 스트레스를 경험하는 방식과 이에 대처하는 방법을 이해하는 데 유용합니다. 치유사는 이를 바탕으로 환자에게 맞춤형 스트레스 관리 전략을 제공할 수 있습니다.

MBTI 다우징 차트

ISTJ **세상의 소금형** 한번 시작한 일은 끝까지 해내는 사람들	**ISFJ** **임금 뒷편의 권력형** 성실하고 온화하며 협조를 잘하는 사람들	**INFJ** **예언자형** 사람과 관련된 뛰어난 통찰력을 가지고 있는 사람들	**INTJ** **과학자형** 전체적인 부분을 조합하여 비전을 제시하는 사람들
ISTP **백과사전형** 논리적이고 뛰어난 상황 적응력을 가지고 있는 사람들	**ISFP** **성인군자형** 따뜻한 감성을 가지고 있는 겸손한 사람들	**INFP** **잔다르크형** 이상적인 세상을 만들어 가는 사람들	**INTP** **아이디어 뱅크형** 비평적인 관점을 가지고 있는 뛰어난 전략가들
ESTP **수완 좋은 활동가형** 친구, 운동, 음식 등 다양한 활동을 선호하는 사람들	**ESFP** **사교적인 유형** 분위기를 고조시키는 우호적 사람들	**ENFP** **스파크형** 열정적으로 새로운 관계를 만드는 사람들	**ENTP** **발명가형** 풍부한 상상력을 가지고 새로운 것에 도전하는 사람들
ESTJ **사업가형** 사무적, 실용적, 현실적으로 일을 많이 하는 사람들	**ESFJ** **친선도모형** 친절과 현실감을 바탕으로 타인에게 봉사하는 사람들	**ENFJ** **언변능숙형** 타인의 성장을 도모하고 협동하는 사람들	**ENTJ** **지도자형** 비전을 가지고 사람들을 활력적으로 이끌어 가는 사람들

지구 유해파 탐사와 에너지 중화

독일의 물리학자 슈만은 지구의 고유진동파장이 7.8Hz임을 증명하였고, 이 파장은 인간에게 해를 끼치지 않는 것으로 알려져 있습니다. 그러나 지구에는 고유의 진동파장뿐만 아니라 유해파도 존재하는데 이는 유해 지구 방사선(Harmful Earth Radiation, HER), 교란 지대(Zone of Disturbance, ZOD), 병인성 지대(Pathogenic Zone, PZ)로 구분되며, 자연적 및 인공적 요인으로 인해 발생합니다.

우리에게는 수맥으로 알려져 있는 지구 유해파를 구분해서 살펴보면 유해 지구 방사선(HER)은 지하수 흐름, 농축된 광물질, 지질학적 단층, 하트만 라인, 커리라인, 블랙라인, 에너지 클라우드 등 자연적 현상과 일상에서 사용하는 전자제품으로부터 발생하는 유해 전자파를 포함합니다. 교란 지대(ZOD)는 지구의 전자기장에 의한 고유 파장이 지질 구조대에 의해 교란되어 불안정하게 변형, 증폭된 변종 전자파가 방사됩니다. 이는 지하수 흐름, 지질 단층, 인공적인 전자기파 등으로 인해 발생합니다. 병인성 지대(PZ)는 지하수 흐름, 농축된 광물질, 지질 단층 등에서 발생하는 지자기파와 우주에서 대지로 영향을 끼치는 지역으로, 인체의 균형을 깨뜨리고 다양한 건강 문제를 유발합니다. 이는 길갓집 TV가 지나가는 자동차 등의 영향으로 인해 화면이 일그러지는 원리와 비슷합니다.

이 지구 유해파는 뇌파를 교란시켜 호르몬과 면역기능, 신경기능의 조화를 깨뜨려 다양한 질병의 숨은 원인이 되고 있습니다. 실제로 수면장애나 원인불명의 통증으로 고생하던 사람들이 단순히 잠자리를 보완하는 것만으로 좋아지는 경우가 많습니다. 민감한 사람일수록 지구 유해파의 영향을 더 크게 받고 특히 면역기능이 약한 어린이나 노인, 과도한 스트레스를 받는 사람, 피로가 누적되는 생활을 하는 사람, 기존 질병이 있는 사람, 특정 체질이(보통 태양인, 소음인) 더 큰 영향을 받습니다. 특히 지속적인 노출 상태에 있을 때 더 큰 영향을 받는데 특별한 원인 없이 특정지역에서 나무가 곧게 자라지 못하거나 어느 정도 자란 후에도 더 자라지 않고 고사(枯死) 상태가 되는 경우나 꽃을 제대로 피우지 못하고 열매가 맺히지 않거나 크기가 작게 열리는 경우로 볼 수 있습니다.

사람의 경우에는 원인을 알 수 없는 무기력증, 신경성 질환, 당뇨, 고혈압, 관절염, 치매, 불임, 암, 학습장애, 숙면 방해 등 고통을 겪고 있는 사람들이 지구 유해파의 영향권 내에 있었다는 사실이 통계적으로도 나타났습니다. 이미 유럽의 선진국에서는 지구 유해파에 대한 연구가 상당히 진척되어 있으며, 건물을 신축하거나 구매할 때는 수맥 진단을 요구하기도 합니다. 중증 질환을 앓고 있는 환자를 치료할 때는 침대 아래의 지구 유해파를 점검해야 한다고 믿는 의사나 임상병리학자들도 있습니다.

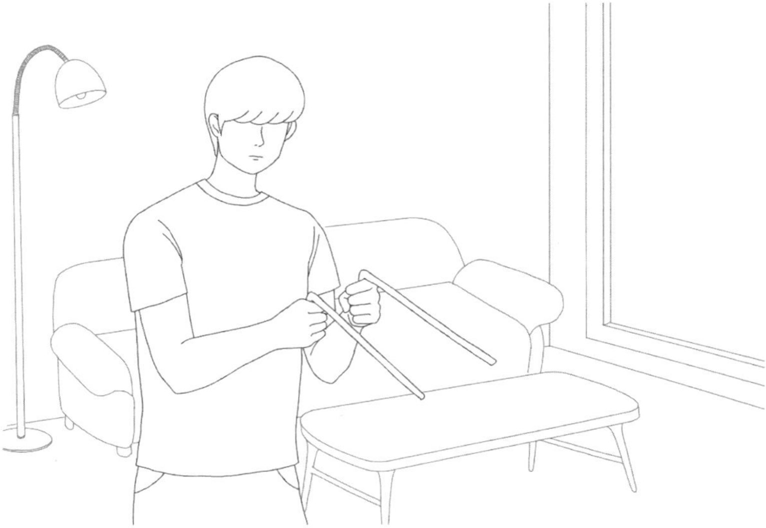

L 로드를 활용한 지구 유해파 탐사

좌회전 토션파와 우회전 토션파는 음양의 원리에 기반한 파의 성격을 나타냅니다. 사람, 동물, 식물, 건축물 등에 피해를 입힐 수 있는 원인이 됩니다.

유해파는 주로 다우징 L 로드(Rod) 또는 펜듈럼을 사용해서 유해파 반응을 감지하여 지점을 알아냅니다. 지구 유해파 반응이 확인되면 침대의 위치를 조정하거나 유해파 차단 매트 또는 스티커를 사용할 수 있습니다. 이러한 제품들은 침대 아래나 전자기기 주변에 배치하여 사용할 수 있습니다.

또한 유해파를 차단하거나 중화시킬 수 있는 크리스털이나 식물들을 집 안 곳곳에 배치하여 에너지를 정화할 수 있습니다. 산세비에리아나 알로에와 같은 식물은 실내 공기를 정화하고, 전자기장의 부정적인 영향을 줄이는 데 도움이 될 수 있다고 알려져 있습니다.

신체에너지 스팟의 확인과 활용

우리 몸에는 경락이라는 특별한 통로가 있습니다. '경락'은 '경맥'과 '낙맥' 두 가지 종류의 통로의 총칭으로, 몸의 에너지가 흐르는 길을 말합니다. 이 경맥과 낙맥은 서로 연결되며 전체 몸에 영향을 미칩니다. 이들은 일정한 라인을 따라 흐르며, 경락 시스템을 통해 모든 조직과 기관이 서로 연결되어 하나의 기구로 작동하며 생명활동을 유지하게 됩니다.

우리 몸에는 또한 에너지 전달의 중간 역할을 하는 에너지 스팟인 경혈점이 있는데, 이는 특정 부위에 에너지가 필요할 때 이 경혈점을 자극해 에너지를 전달하는 역할을 합니다.

경락자극요법은 한의학에서 매우 중요한 역할을 하는 치료법 중 하나입니다. 이는 음양, 오행, 장부, 기혈 이론 등 많은 학문과 밀접하게 관련이 있습니다. 이 치료법은 우리 몸의 에너지 흐름이 어떻게 작동하는지, 문제가 생기는지 주로 연구하며 인체의 피부와 내부 근육 및 오장육부 간의 연결을 담당합니다.

이 치료법은 우리 몸의 생명에너지인 기와 혈액 그리고 인체의 수분을 적절하게 조절하고 흘려 보내는 역할을 해서, 우리 몸의 다른 부분들이 정상적으로 작동하도록 합니다. 이는 경락을 통해 다른 치료법들의 효과를 전달하거나, 경락에 위치한 민감한 부위인 '경혈'을 자극하여 그 부위의 문제나 장부의 질병을 치료할 수 있게 해 줍니다. 이 경혈점을 찾을 때에는 근육 반응이나 다우징, 즉 펜듈럼을 이용한 검사 방법 같은 것들이 도움이 될 수 있습니다. 왜냐하면 경혈점과 그렇지 않은 곳은 서로 다른 반응을 보이기 때문입니다. 경혈점은 우리 몸의 생명에너지를 유지하고 각종 질병을 치료하는 데 중추적인 역할을 합니다. 과학적인 이해를 바탕으로 경혈 자극 원리를 활용한 치료법은 계속 발전하고 있습니다. 이를 통해 우리 몸의 자연 치유 능력을 높이고, 전통 의학과 현대 의학의 장점을 접목시켜 최선의 건강 상태를 유지하는 데 도움이 될 수 있습니다.

한의학에서는 침구시술이 환자의 면역 기능을 향상시킨다고 알려져 있지만, 그 구체적인 작동 원리는 아직 명확히 밝혀지지 않았습니다. 최근의 연구에서는 우리 몸의 장기 표면에 위치한 봉한관에 많은 면역 세포들이 있음이 밝혀졌습니다. 이로 인해 봉한 체계가 면역 세포들의 움직임에 영향을 준다고 생각하게 되었습니다.

또한, 한의학에서는 '기'라는 흐름을 이야기하고, 봉한학설은 경락을 따라 구체적인 액체인 봉한액이 흐르며, 그 안에는 '산알'이라는 중요한 요소가 있음을 말하였습니다.

봉한체계가 중요함에도 다른 연구팀들이 확인하지 못한 이유는 이 체계가 숨겨져 있고, 특별한 염색을 통해서만 볼 수 있기 때문입니다. 김봉한 박사팀은 특별한 염색제와 방법을 개발해 봉한체계를 추적할 수 있었지만, 이 방법은 완전히 비밀로 유지되었습니다. 이로 인해 다른 팀들은 봉한체계를 찾아내지 못했고, 봉한학설은 약 40년 동안 잊혀 있었습니다. 미묘한 봉한관 체계를 찾아내는 것은 어려운 일이었습니다.

일반적으로 사용하는 현미경으로는 봉한관과 혈전을 구분하기가 거의 불가능합니다. 이를 더 복잡하게 만드는 것은 봉한관과 혈전이 서로 밀착해 있어서 순수한 봉한관을 관찰하는 것이 거의 불가능하다는 점입니다. 그러나 특별한 형광 염색법을 개발해 이 문제를 해결할 수 있었고, 이로 인해 봉한관을 찾지 못했던 그간의 어려움이 해결되었습니다. 또한 봉한관이 장기 표면의 액체 순환계인지 확인하기 위해 염료를 통해 흐름의 속도를 측정하였습니다. 봉한소체, 즉 봉한관의 굵은 부분에는 아드레날린 호르몬을 생산하는 세포가 있음이 확인되었는데, 이것은 봉한관이 호르몬 전달 경로로 사용되는 것을 말합니다.

한편, 봉한소체에서 추출한 '산알' 내부에는 DNA가 있음이 확인되었습니다. 그리고 토끼와 쥐의 림프관 내부 봉한관을 나노입자 기술로 관찰하였습니다. 봉한소체에서는 모세관을 사용해 산알이라는 작은 입자를 추출합니다. 이 산알은 크기가 매우 작아 1㎛(10^{-6}m) 정도이며, 빠른 속도로 자체 운동(초전도체의 마이스너 효과)을 합니다. 산알 내부에 DNA가 있다는 사실은 염색 방법을 통해 확인하였습니다.

산알이 성체줄기세포로 성장하는 상온 초전도체로서, 봉한관을 마이스너 효과로 이동하는 보즈-아인슈타인 응축물로 봅니다. 그리고 봉한관은 동양의학에서 말하는 경락계를 말하고, 허수영역의 토션장과 공명하는 일종의 빛의 광케이블 체계여서 핑거다우징으로 경혈점에서 다른 감각을 느껴 경혈점을 정확하게 찾을 수 있는 것입니다.

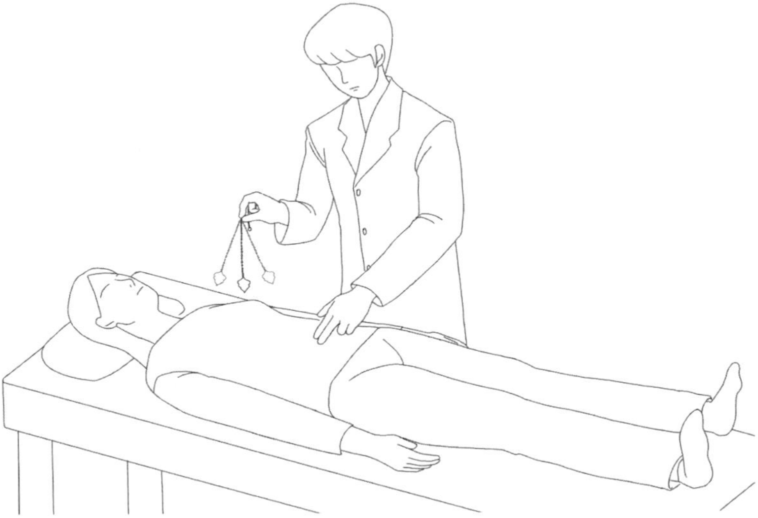

다우징을 활용한 경혈점 탐색

결론적으로 경혈점은 인체의 특정 지점으로, 기(氣)의 흐름이나 에너지가 집중되는 곳입니다. 이러한 경혈점의 위치는 개인의 체질, 건강 상태, 나이 등에 따라 조금씩 다를 수 있기에 정확한 경혈점을 찾는 것은 기의 흐름을 조절하고, 질병의 근본적인 원인을 치료하는 데 있어 매우 중요합니다.

다우징을 통해 정확한 경혈점을 찾고, 자석을 경혈점에 붙이면 자석이 생성하는 자기장은 인체의 경혈점을 자극하여 기의 흐름을 조절합니다. 이는 경락을 통해 흐르는 기의 원활한 순환을 촉진하며, 기의 흐름이 차단되어 발생하는 질병을 치료하고 건강을 회복하는 데 도움을 줍니다.

이렇게 경혈점에 자석을 붙이는 요법은 통증 완화, 혈액 순환 개선, 면역력 강화, 심신 안정 등 다양한 효과를 제공합니다. 이는 대체의학의 근본적인 목표인 인체의 자연 치유력을 촉진하고, 음양의 균형을 맞추며, 장부의 기능을 조화롭게 하는 데 기여합니다. 또한 간편하고 안전하며, 부작용이 거의 없어 누구나 쉽게 집에서 시술할 수 있다는 장점이 있습니다.

동종요법 활용법

동종요법은 독일에서 시작된 치료법으로 '같은 것이 같은 것을 치료한다'는 원칙에 따라 진행됩니다. 이는 치유하려는 질병과 유사한 증상을 일으키는 약을 환자에게 쓰는 방식으로, 산불을 잡기 위해 맞불을 놓는 방식에 비유될 수 있습니다.

동종요법은 현대의학을 보완하는 역할을 합니다. 특히 약물 투여가 어려운 임산부, 영아, 장기 부전 환자들을 치료하는 데 유용하며, 완치가 힘든 알레르기, 만성질환, 정신질환 등의 치료에 큰 도움이 됩니다.

동종요법은 현대의학과 병행하면서 약물 사용량을 줄이고, 치료 과정에서의 부작용과 고통을 줄이는 역할을 합니다.

동종요법에서는 다양한 물질(식물, 동물, 광물 등)을 고배율로 희석, 진탕하거나 에너지를 전사하는 과정을 거쳐 이를 환자에게 투여해 치유합니다.

동종요법은 환자의 정신적, 감정적 증상에 초점을 맞추는 치료법입니다. 예컨대, 불안이나 우울, 공포감과 같은 문제가 있다면, 이런 증상에 맞춰진 동종요법 레메디를 사용합니다. 물론, 신체적인 증상도 동종요법으로 치료할 수 있습니다. 동종요법은 개개인의 생리적, 심리적 특성과 에너지체계를 고려해서 개인 맞춤형 치료를 제공하는 것이 특징입니다.

또한, 동종요법은 약물을 아주 많이 희석해 사용하는 것이 특징입니다. 예를 들면, 약물 희석비율이 10의 30승처럼 극도로 높을 수 있습니다. 이처럼 아주 적은 양의 약물로 치료를 시도하기 때문에 부작용이 거의 없어서, 안전성도 높습니다.

하지만 기존 약의 용량에 익숙한 사람들은 동종요법을 받아들이기 어려웠습니다. 그래서 프랑스의 유명한 과학자 자크 벵베니스트가 동종요법의 효과를 과학적으로 밝혀내는 실험을 했습니다.

백혈구에 톨루이딘블루(toluidine blue)라는 염색약을 첨가하면 백혈구가 청색으로 염색되지만, 만약 이때 백혈구에 대한 항체를 만들어 백혈구와 항체와 톨루이딘블루를 함께 혼합하면 백혈구는 염색이 되지 않는 그런 것이었습니다. 벵베니스트는 백혈구에 대한 항체를 희석하기 시작하였습니다. 희석하고 또 희석하여 마지막의 희석액에는 항체 분자가 전혀 함유되지 않은 맹물을 만들었습니다. 이렇게 해서 만든 맹물과 같은 희석액을 백혈구와 톨루이딘블루와 함께 혼합하였습니다. 그런데 놀랍게도 이 맹물이 마치 백혈구 항체가 들어 있는 것과 동일하게 반응을 하였습니다. 즉 백혈구는 청색으로 염색되지 않았습니다.

벵베니스트는 자신의 실험 결과에 대해 의아해했고, 결정을 내리기 위해 이스라엘, 이탈리아, 캐나다의 연구실에 같은 실험을 요청했습니다. 그 결과, 모든 연구실에서 동일한 결과가 나왔습니다. 이에 대한 연구 결과는 『네이처(Nature)』지에 발표되었고, 이 연구에 참여한 13명의 과학자들은 4년 동안의 결과를 발표했습니다.

벵베니스트는 자신의 논문에서 "논리적으로 생각해 봐도 백혈구에 대한 항체가 하나도 없는 맹물이 면역 반응을 보인다는 것은, 물 안에 보이지 않는 에너지장이 있고, 그 때문에 기억하는 성질이 있다는 증거"라고 결론을 내렸습니다.

하지만 그 시기에는 물의 에너지장에 대한 개념이 없었기 때문에, 그의 논문은 많은 논란을 불러왔습니다. 일부 주류 과학계에서는 이 논문이 비과학적이라고 판정하였고, 그로 인해 벵베니스트는 자신의 연구자로서의 위치를 잃게 되었습니다. 그럼에도 불구하고 그는 후원자의 도움을 받아 개인 연구소에서 물의 에너지장에 대해 연구를 계속하였고, 결국 이를 통해 성과를 이뤄 냈습니다.

다우징으로 동종요법을 활용하는 방법은 동종요법 레메디 표본을 지정한 다음, priority 근반응으로 순위를 정하여 순서대로 찾아냅니다. 플라워에센스에서도 같은 방법을 사용합니다.

플라워에센스로 활용법

한편 플라워에센스는 에드워드 배치박사가 연구한 분야 중 하나로, 그 뿌리는 고대에까지 이어져 내려옵니다. 플라워에센스가 작용하는 방식에는 채널링을 통해 얻은 정보영역의 지식이 많이 반영되어 있습니다. 심지어 아틀란티스나 레무리아 같은 고대 문명에서도 사용되었다고 전해집니다.

꽃은 식물의 생명력이 가장 집중된 곳이며, 에너지의 집약지입니다. 이때 꽃에서 추출된 에센스는 우리의 에테르체 등 미세에너지체에 흡수되며, 물질적 수준에는 거의 영향을 끼치지 않습니다.

여기에 더해, 햇빛이 물에 담긴 꽃의 생명력을 우리 몸으로 전달하여 치유에 도움을 줍니다. 이와 유사하게 크리스털 요법도 역시 미세에너지를 이용하여 우리의 생명력과 의식에 영향을 끼칩니다.

이 미세에너지는 우리 몸의 신경계, 순환계, 그리고 경락계 등으로 들어가며, 이는 여러 가지 증상과 체질에 따라 다른 차원의 에너지 경로를 선택합니다. 이처럼 레메디의 생명력은 에테르체 혹은 그 이상의 에너지체에 주로 영향을 미칩니다.

질병의 원인 중 일부는 과거 생이나 선조로부터 받은 미해결 트라우마나 갈등을 찾을 수 있는데, 이러한 트라우마를 인식하고 받아들일 대, 그 문제가 서서히 해결되기 시작합니다.

배치 박사는 한 사람이 질병에 걸리게 되는 원인 중 하나로 상위자아의 동기에 반하는 행동을 들었습니다. 세부적으로는 의식적인 자아가 미세에너지 수준에서 모든 생명체가 연결되어 있다는 것을 인지하지 못하기 때문에 발생하는데, 이는 모든 정보가 고차원에서 무의식적 차원으로만 연결되기 때문입니다. 또한 카르마의 영향은 역시 무의식 차원에서 장기별 미세에너지 구조에 상호 작용을 일으켜 질병을 발생시키기도 합니다.

질병에는 특별한 상징이 있으며, 우뇌의 신체 언어에 따라 이러한 상징이 결정화되어 자아의 감정 장애가 반영됩니다. 차크라가 차단되면 상위자아와 육체의 의식 흐름이 방해받게 되지만, 플라워에센스나 동종요법을 통해 에너지 흐름을 복원하고 불량한 감정 패턴을 수정할 수 있습니다.

또 동종요법의 창시자 하네만 의사는 일종의 병의 유전적 패턴인 마이아즘이 만성질환의 근본적인 원인이며, 그 외에도 많은 급성 질환의 원인임을 설명했습니다.

특정 질병에 걸리기 쉽게 만드는 에너지의 경향성인 마이아즘의 전조상태를 조정하여 세포 수준에서 작용하게 됩니다.

마이아즘은 대부분 유전적이거나 후천적으로 획득된 것입니다. 동종요법의 아버지 하네만은 이 마이아즘이 모든 만성질환의 근본적인 원인임과 동시에 많은 급성질환의 관여 인자라고 하였습니다.

특정 식물로부터 추출한 플라워에센스는 그 식물이 가진 에너지와 특성을 그대로 가지고 있습니다. 각각의 꽃이나 식물은 자신만의 고유한 특성과 치유력을 가지고 있어서, 감정이나 정신 상태, 신체적인 증상을 완화시켜 줄 수 있습니다.

플라워에센스는 원액을 알코올에 희석해서 복용하거나 피부에 바르는 등으로 사용합니다. 이렇게 하면 정신적이나 신체적인 문제를 치유하는 데 도움이 됩니다.

큰 특징 중 하나는 같은 식물의 다른 부분에서 추출한 플라워에센스는 그 효과나 작용이 다르다는 것입니다. 이는 신체적인 증상뿐 아니라 심리 상태에도 다른 효과를 나타냅니다.

그래서 플라워에센스는 개인의 몸과 마음, 그리고 정신 상태에 따라 맞춤형으로 선택하게 됩니다. 각기 다른 인간의 생명에너지와 특성에 맞는 플라워에센스를 사용하여 치유력과 균형감을 높일 수 있습니다. 이 과정에서 펜듈럼이나 핑거다우징을 사용하는 감별 방법을 활용할 수 있습니다. 또, 동종요법과 플라워에센스는 전통적인 방법으로 만드는 아날로그식 제조법과 토션장 정보를 전사하여 만드는 디지털방식이 있습니다.

플라워에센스는 자연의 에너지를 활용해 개인의 치유 과정을 돕는 중요한 치유 도구입니다. 여러 가지 플라워에센스가 갖는 특성과 효과를 이해하고, 개인의 상황에 따라 적절히 선택하면, 긍정적인 마음의 변화와 치유의 경험을 할 수 있습니다.

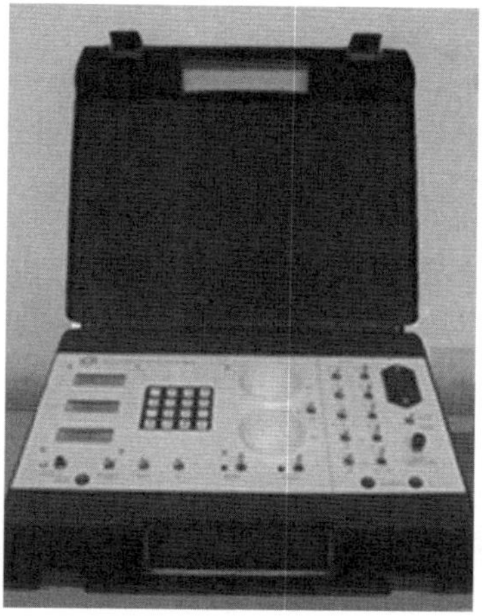

동종요법 레메디 제조기계 (출처: Sulisinstruments)

EFT요법의 적용법

EFT 기법은 원래 정해진 경혈 부위를 자극하여 치유하는 과정을 거칩니다. 손가락으로 경락을 부드럽게 두드림으로써 해당 경락의 에너지 흐름을 원래의 상태로 되돌리는 것입니다. 이는 특정 질병이나 불균형을 해소하고 정상적인 기능을 회복시키는 과정을 돕게 됩니다.

EFT(Emotional Freedom Techniques)를 실행할 때 경락바이알을 활용하여 정확한 경혈점을 핑거다우징으로 찾아내면 시간을 줄이고 더 정확한 혈자리를 자극할 수 있게 됩니다. 특정 부위에 병소가 있다면 해당 부위는 에너지 흐름과 정보의 변곡점인 경혈점을 찾아서 해결할 수 있습니다.

또한, EFT는 확언(Affirmation)의 개념이 도입됩니다. 확언은 말을 통해 부정적인 기억에서 비롯된 신체적인 증상이나 정서적인 어려움을 구체적으로 표현하는 것을 의미합니다. 확언으로 어떤 문제에 집중하고, 그것을 바꿀 강력한 메시지를 에너지장에 주어 변화를 유도합니다. 세심하게 선택된 단어와 문구를 사용하여 의식과 잠재의식에 긍정적인 메시지를 전달하고, 본인의 마음과 정신의 상태를 건강하게 유지하도록 합니다. EFT를 실행할 때 확언을 말하면서 실행을 하면 더욱 강력한 효과를 보게 됩니다. 이를 통해 에너지 흐름을 조정하고, 정신적, 신체적인 불편을 해소합니다.

EFT는 사용이 쉽고 빠르며, 난치성 질환에도 효과적으로 사용될 수 있습니다. 몇 번의 경락 자극과 간단한 확언으로도 광범위한 효과를 얻을 수 있으며, 다양한 이유로 차단된 에너지 흐름을 다시 원활하게 흐르게 하여 최적의 건강 상태를 보다 빠르게 되찾을 수 있습니다.

에릭 로빈스는 의료 문제의 85%가 내 몸이 과거의 스트레스, 트라우마, 걱정 등을 어떻게 처리하고 저장했는지의 결과물이라고 주장합니다. 즉, 과거의 경험들이 우리의 신체에 영향을 미치며, 이는 나중에 심각한 질병과 아픔을 유발할 수 있다는 것입니다.

AK 의학에서도 정서적인 스트레스와 무의식적인 문제가 뇌의 고통을 담당하는 변연계를 자극하고 여기서 비롯된 신경의 흐름이 뇌간의 망상체를 자극하여 통증의 중추성 조절 능력의 저하, 근육 긴장도의 변화, 자율신경계의 이상 등의 문제가 생기는 걸로 봅니다. 스트레스가 정신적, 육체적으로 영향을 주면 인체의 중요 내분비기관인 부신에 문제가 생기는 부신 스트레스 증후군이 생깁니다. 부신에 문제가 생기면 코르티솔의 분비와 이로 인한 송과체의 문제가 연이어 발생하게 됩니다.

결국 심리적인 스트레스로 육체적 고통이 생기게 됩니다. 근본 원인인 스트레스를 해결하지 않고 육체의 증상에만 매달린다면 완전히 호전되지 않고 계속 재발하게 됩니다.

EFT는 내면의 신체 경험에 초점을 맞춤으로써 문제를 해결하고 몸속에서 잠재되어 있는 각종 부정적인 감정, 트라우마, 또는 잘못된 신념을 제거하거나 완화합니다. EFT를 통해 우리는 과거의 자극이나 어려움에 대한 내면의 정서적 반응을 경감시키고 해소하는 데 도움을 줄 수 있습니다.

대체요법 치료사 로저 캘러한은 경락체계를 공부하면서 물 공포증을 가진 한 환자를 치료하는 중에 발생한 위통 증상에 위경락 혈자리 중 하나인 눈 밑(승읍) 혈자리를 두드리자 환자의 물 공포증이 감소하는 것을 확인하였습니다.

이를 바탕으로 TFT(Tought Field Therapy) 기법을 개발하게 되었습니다. 하지만 TFT는 신체의 거의 모든 경락을 두드려야 하는 어려운 기법이었기에, 게리 크레이그는 더 단순하고 접근하기 쉬운 방법으로 TFT를 개선하여 EFT(Emotional Freedom Techniques)를 만들게 되었습니다.

신체적인 통증이 스트레스와 우울감도 일으킬 수 있습니다.
우울감과 스트레스는 신체적인 항상성을 변화시키고 면역 기능을 약화시킵니다. 설사, 두통, 소화 문제와 같은 신체적인 증상은 심리의 요소와 연결되어 있다는 것을 알려 줍니다.

EFT는 간단하면서도 효과적인 자가치료 기술로서, 개인의 잠재력을 개발하고 다양한 신체적, 정신적 문제를 극복하는 데 도움을 줍니다. 고통 없는 치유 방법으로, 개인의 감정적인 부담과 스트레스를 완화시키고 자극된 에너지를 회복시켜 주고 아픈 기억이나 두려움을 해소하고 생활의 진전을 이룰 수 있도록 도와줍니다.

EFT는 기존의 치유 방법과는 다른 장점들을 지니고 있습니다. 안전하며 비침습적인 접근 방식으로, 신체에 부착되거나 침입하는 것이 없어 많은 사람들이 사용하기 쉽고, 영상통화나 전화 등을 통해 원격으로도 치료가 가능하여 물리적 공간의 제약을 받지 않습니다. EFT도 양자물리학적 에너지 치유방법이라는 것이 양자얽힘으로 원격치유가 가능하다는 점으로 설명할 수 있습니다.

EFT를 활용할 때는 다음과 같은 절차를 따릅니다.

1) 문제 택하기

해결하고 싶은 자신의 육체적, 심리적 문제를 하나 골라 봅니다. 그리고 그 증상이 얼마나 불편하지 잘 관찰합니다. 0에서 10까지의 증상의 점수를 매기면 됩니다.

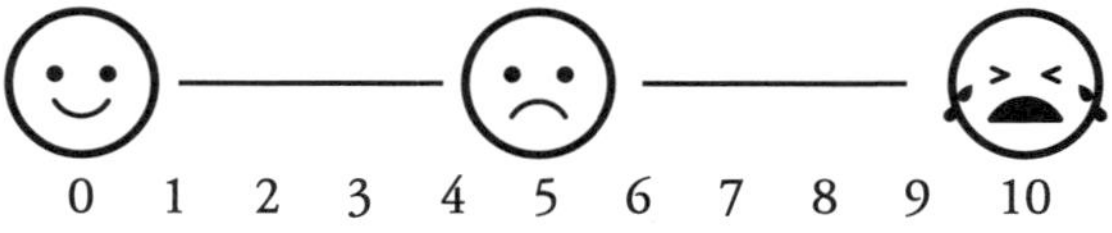

2) 받아들이기

아래의 괄호 속에 자신의 문제를 최대한 구체적으로 표현한 후, 손날을 가볍게 두드리며 그 문장을 3회 되풀이하여 말합니다.

"나는 비록
(불면증으로 인한 두통으로 고통)
받지만 깊게 완전히 나를 받아들입니다."

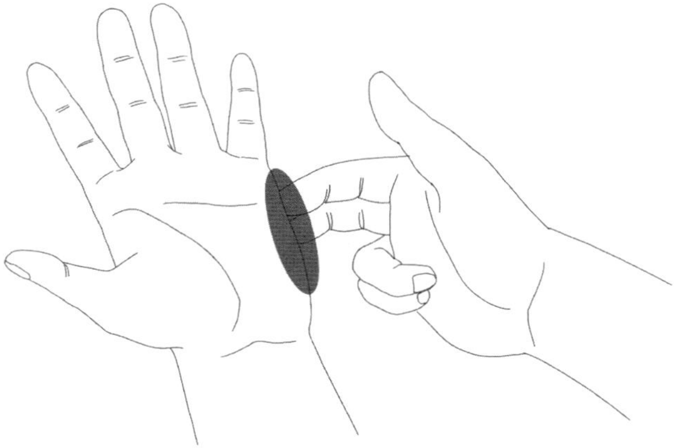

3) 두드리기

이번에는 문장을 간단히 줄여서 그림에 표시된 타점마다 문장을 한 번씩 되풀이하면서, 7회씩 가볍게 두드립니다.

"불면증과 두통"

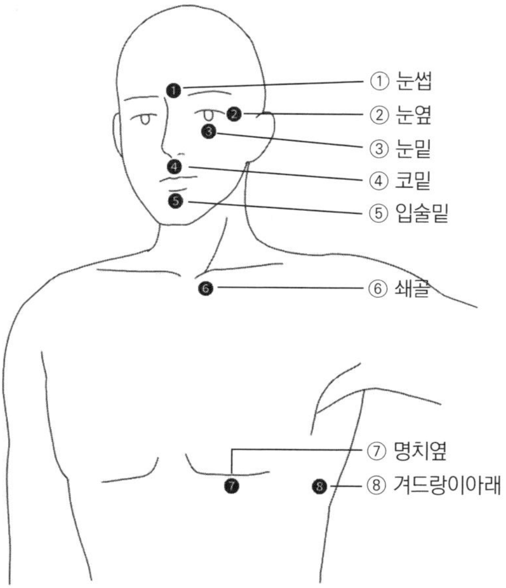

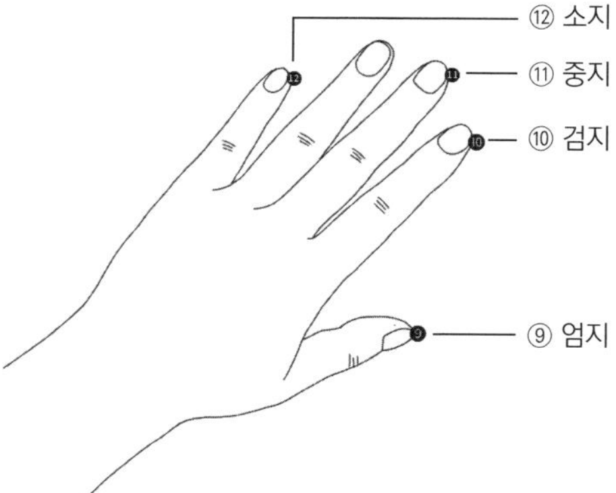

EFT타점

4) 점검하기

이제 증상을 느껴 보고 점수를 다시 매겨 봅니다. 처음에 매겼던 점수와 비교해 보면 됩니다.

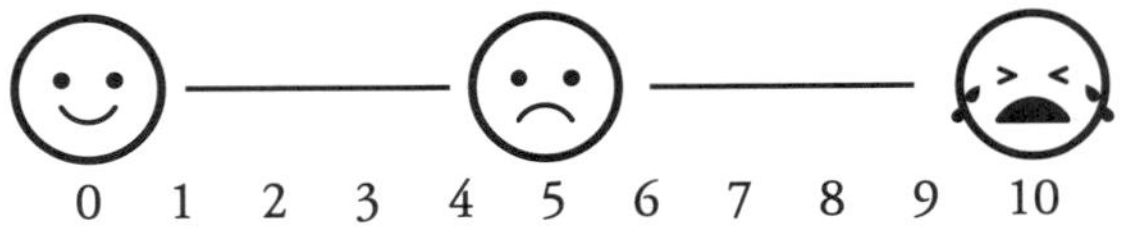

5) 문제가 줄어들지 않았다면

다시 [2. 받아들이기]와 [3. 두드리기]를 7회씩 반복해 고통지수가 0이 되거나 감소할 때까지 라운드를 진행합니다.

받아들이기

> "나는 비록
> (불면증으로 인한 두통으로 고통)
> 받지만 깊게 완전히 나를 받아들입니다."

두드리기

> "여전히 남아 있는 (불면증과 두통)"
> 또는
> "조금 남아 있는 (불면증과 두통)"

6) 목표

필요에 따라 다른 관련 문제에 대해서도 위 과정을 반복합니다. 확언을 수정하고, 관련된 부분들을 두드리며, 완전한 심리적 안정을 찾아가는 것이 목표입니다.

문제에 직면할 때, 우리는 문제를 해결하기 위해서 그것을 인정하고 받아들여야 합니다. 이는 문제 해결의 시작입니다. 문제에 직면함으로써 나타나는 감정은 처음에는 부정적일 수 있지만, 문제를 인정하고 대응하는 과정에서 점진적으로 긍정적인 변화를 가져옵니다.

문제의 해결은 한 번에 이루어지지 않을 수 있습니다. 때로는 처음 해결된 문제가 다른 양상으로 변형되어 나타날 수도 있습니다. 이때에도 집중을 유지하며 하나씩 문제에 대처하는 것이 중요합니다. 문제를 하나하나 극복하며 전진함으로써 대부분의 경우 해결책을 찾을 수 있습니다. 때로는 보다 깊은 수준에서 문제의 근본적인 원인이 드러날 수 있습니다. 문제가 악화된 것처럼 보일지라도, 끊임없이 대처하는 노력을 통해 숨어 있던 병적인 근원들을 찾아낼 수 있습니다.

과학기술의 발전은 경락점 자극이 뇌와 중추신경, 자율신경에 미치는 영향을 연구하는 데에 큰 도움을 주었습니다. 최근 연구는 경락점 자극이 신경전달물질과 호르몬의 분비, 뇌파 활동, 자기장 등 신체적인 반응을 조절하고 영향을 미친다는 것을 밝혀냈습니다. 이러한 연구로 인해 경락요법은 정신적이거나 육체적으로 안 좋은 영향을 받을 때 유용한 대안 요법으로 각광을 받게 되었습니다.

매트릭스 리임프린팅(Matrix Reimprinting)은 EFT(Energy Freedom Techniques)의 한 형태로, 스트레스와 트라우마가 일으키는 부정적인 기억이나 감정을 해소하고, 그 기억을 밝고 긍정적인 기억으로 대체하는 치유 기법입니다. 이 기법은 매트릭스라고 불리는 기억의 저장소에 작동하여, 몸과 마음의 문제를 함께 치유하는 것이 특징입니다. 매트릭스는 영점장, 토션장 등으로도 불리며 매트릭스 리임프린팅은 부정적인 감정과 기억을 해소하고, 긍정적인 기억을 그 에너지장에 새롭게 써 넣어 성장과 변화를 이끌어 냅니다.

트라우마가 발생하는 순간에 저항하거나 피하지 못한 상황에서는 스스로를 보호하기 위해 의식 일부 자아가 분리됩니다. 이렇게 분리된 자아를 전통적인 상담심리학에서 '내면아이'라고 부르며, 이것이 잠재의식에 저장됩니다. 매트릭스 리임프린팅은 분리된 자아가 심신 밖에서 별개의 에너지 현실을 형성하여 매트릭스에 영상 형태로 저장된다고 설명하며, 이를 '에너지 의식 홀로그램' 또는 줄여서 'ECHO'라고 부릅니다.

ECHO는 트라우마와 관련된 모든 정보를 저장하는데, 이는 많은 에너지를 필요로 하므로 트라우마가 미해결된 상태로 방치되면 다양한 질병을 유발할 수 있다고 설명합니다. 매트릭스 리임프린팅은 ECHO를 실제의 내담자로 간주하며, 현재의 "나"는 ECHO와 동화되지 않고 사건의 목격자로서 자기를 관찰하고, ECHO와 소통하면서 문제 해결에 나아갈 수 있다고 봅니다. 이를 통해 트라우마에 대한 위험을 최소화할 수 있습니다.

우주는 우리의 의식에 반응하고 우리의 생각이 우리의 현실로 변형되어 나타납니다. 우리의 믿음, 두려움, 희망, 꿈은 모두 우리에게 되돌아오게 됩니다. 우리는 비슷한 진동 주기를 가진 경험을 끌어당기게 되며, 우리가 내보내는 신호에 따라 인생의 경험이 형성됩니다. 모든 삶의 경험은 에너지장에 파동의 형태로 영상을 남깁니다. 긍정적이고 유익한 영상은 우리가 원하는 것을 끌어당기는 데 도움을 주지만, 부정적이고 파괴적인 영상이 신체의 생체 에너지장에 저장되어 있다면 우리는 비슷한 경험을 계속 끌어당기게 됩니다. 이러한 상황에서는 매트릭스 리임프린팅을 통해 새로운 긍정적인 영상을 재각인함으로써, 다른 경험을 끌어당김으로써 삶 전체에 근본적인 변화를 이룰 수 있습니다.

세타파에 가까워진 상태에서 재구성된 잠재의식이 결합됩니다. 이때 자신의 확언과 시각화는 잠재의식에 큰 영향을 미치게 됩니다. 잠재의식은 생각과 감정을 창조하고 결과적으로 우리의 행동, 경험, 결과를 형성합니다.

이러한 여러 가지 방식으로 물질적인 한계를 초월하여 양자 세계의 가능성에 접근하고 그것들을 우리 현실로 가져올 수 있습니다. 우리 안에 무한한 가능성이 존재하며, 우리는 스스로 이러한 가능성에 접근할 수 있습니다. 우리 자신을 변화시키고 원하는 현실을 창조할 수 있습니다. 우리가 현실을 바라보는 시각을 변화시키고, 기존의 믿음과 한계를 깨고, 자신의 내면의 무한한 가능성을 발휘할 수 있습니다.

레이키 힐러 되기

레이키는 '영적 에너지'를 의미하는 일본어입니다. 이는 자연의 에너지를 받아 우리 몸을 정화하는 방법을 가리킵니다. 토션장에서 상징과 문자의 에너지가 작용하는 것을 보여 주는 치유 기법입니다.

레이쥬라는 작업을 통해 레이키의 에너지를 전수받습니다. 이 과정에서 확언 선언과 심상화를 활용합니다. 우리는 선언을 통해 레이키와 연결되고, 상상력을 사용해 빛과 연꽃을 상상합니다.

레이키 치유는 질병 자체를 치료하지 않습니다. 우리 몸이 스스로 회복할 수 있도록 돕고, 건강을 유지하거나 질병을 예방하는 데 도움을 줍니다.

우리의 몸은 여러 층의 마치 세포 집합과 같은 구조로 이루어져 있으며, 이들 세포들은 에너지와 정보를 주고받으며 몸의 기능을 유지합니다. 그런데 때로는 에너지의 정상적인 흐름이 방해받을 때가 있습니다. 이때 레이키 치유는 이를 제거하고 에너지의 흐름을 다시 원래대로 정상적으로 돌려놓아 평소의 건강을 회복시켜 줍니다.

레이키 수련 후에는 그라운딩이라는 과정을 거쳐 잉여에너지를 자연으로 흘려 보내는 것이 중요합니다. 이를 통해 우리 몸의 균형을 맞추고 안정감을 유지할 수 있습니다. 또한 레이키는 3차원 공간에 에너지 상징을 그려 내고 그 에너지와 공명하는 방식으로 진행되는데, 이는 마치 정화하는 의식처럼 작용합니다.

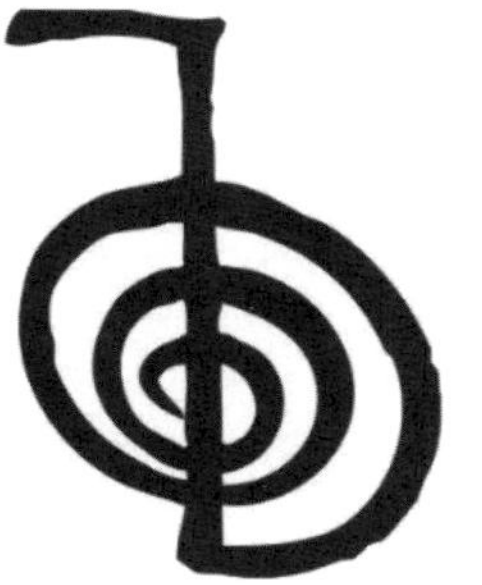

첫 번째 상징인 '초쿠레이'는 에너지를 증폭시키는 역할을 합니다. 동물이나 사람, 심지어 모든 물체에도 동작하는 이 상징은 에너지를 강화시키는 도구로 쓰입니다. 지구의 에너지와 연관이 있습니다. 이 상징은 지구의 에너지장에 작용해 사람의 리듬과 균형을 복원하는 데 도움을 줍니다.

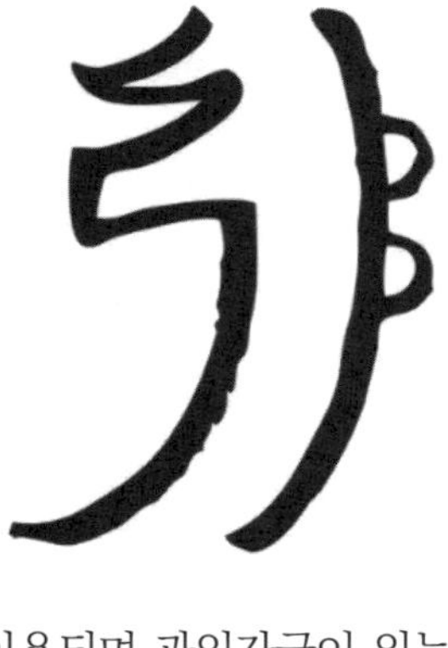

두 번째 상징 '세이헤이키'는 조화와 평화를 나타냅니다. 이 상징을 사용하면 수신자에게 안정감을 주고 균형을 맞출 수 있습니다. 이 상징은 달과 연관되어 있어, 달의 주기와 사람의 생리주기를 조화롭게 유지하는 데 도움을 줍니다. 이 상징을 적용하면 감정의 해방으로 스트레스가 해소됩니다. 주로 정신, 감정 치유에 이용되며 과잉자극이 있는 부위에 적합합니다. 대상은 두려움, 분노, 불면증, 중독, 과식, 과음 등의 나쁜 습관, 어릴 적 트라우마, 병리적인 요인 등이 있습니다.

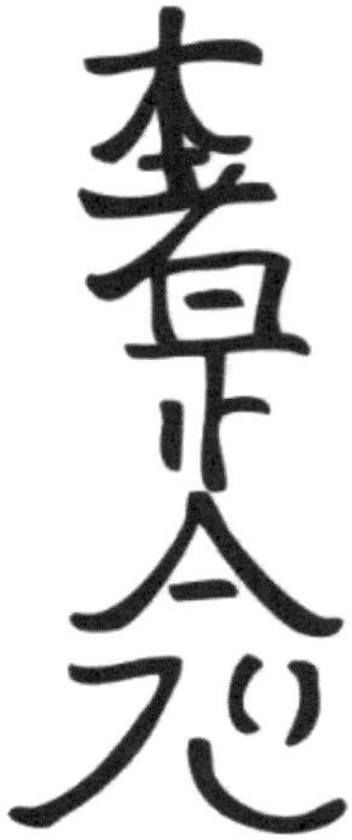

세 번째 상징인 '혼샤제 쇼넨'은 태양과 관련이 있습니다. 이 상징의 중요한 기능은 시간과 공간의 제한을 넘어 치유의 에너지를 원격으로 전송하는 것입니다. 사람이나 동물, 식물 등의 생명에 대해 힐링에너지를 보낼 수 있습니다. 에너지를 보내는 사람과 받는 사람 사이의 에너지 교환을 조정해 줍니다. 따라서 멀리 떨어진 가족이나 친구에게 치유의 에너지를 보낼 때 이 상징을 활용할 수 있습니다.

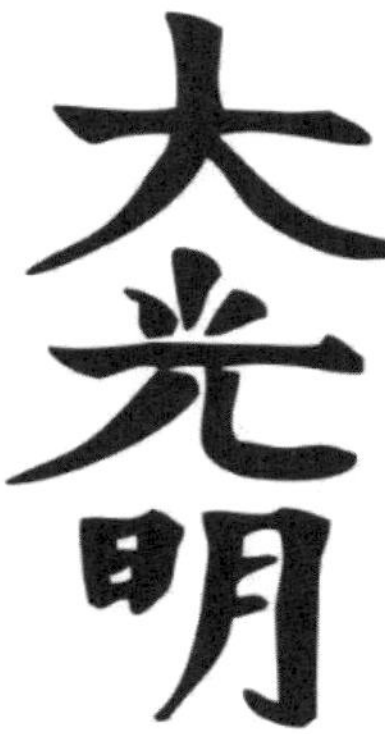

네 번째 상징인 '다이꼬묘'는 마스터의 상징으로, 사람의 참된 본질과 우주 창조의 힘을 의미합니다. 이 상징은 생명의 빛 그리고 궁극적인 깨달음을 대표합니다. 명상이나 자기 분석 과정에서 사용되며, 고유한 에너지를 조율하는 어튠먼트 과정에서 단독으로, 혹은 다른 상징과 함께 사용됩니다. 이 상징의 핵심 역할은 의식을 높여, 자신을 더욱 투명하게 만드는 데 있습니다. 이 상징을 사용하면 심신이 모든 것의 근원인 '빛'과 직접 연결될 수 있습니다. 이 상징을 사용하여 꾸준히 명상을 하면, 더 넓고 순수한 에너지 채널이 되어 레이키를 더 효과적으로 행할 수 있게 될 것입니다.

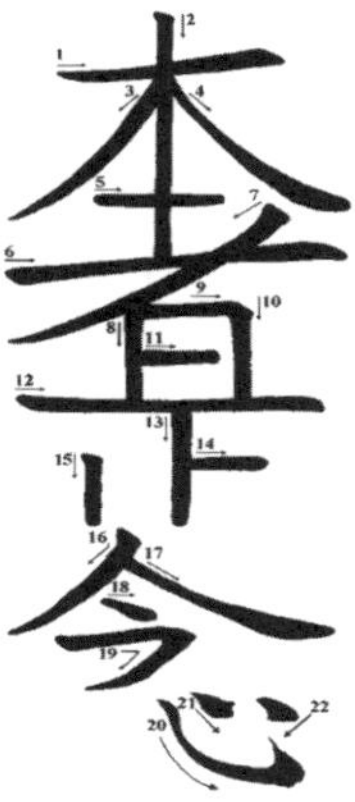

레이키 상징 중 혼샤제 쇼넨은 그리기가 어려운 상징으로 알려져 있지만, 그 의미는 매우 중요합니다. 이 상징은 '현재, 과거, 미래가 하나'라는 뜻으로, 시간과 공간의 제약을 넘어선 레이키 사용을 의미합니다. 따라서 원격으로 레이키를 보낼 때 주로 사용됩니다.

또한, 혼샤제 쇼넨은 과거의 깊은 상처나 장기간 간직한 심리적 트라우마를 치유하는 데 효과적입니다. 물론, 현재의 존재는 과거에 뿌리를 둔 상태이므로, 이런 과거의 상처를 직시하고 치유하는 것이 중요합니다.

레이키 발령법은 특정한 자세와 의식을 통해 레이키 에너지를 활성화하고 운용하는 방법입니다. 이 방법에는 여러 가지 형태가 있지만, 깊은 집중과 의식적인 에너지 청정을 통해 레이키 에너지의 흐름을 강화시키는 것이 핵심입니다. 이러한 방식은 레이키 발령법의 기본 원리와 동일합니다.

각자에게 맞는 자세로 바르게 앉아 눈을 감고 전신을 이완시킵니다.

이어서, 하복부인 단전으로 주의를 집중합니다.

발령법을 실행할 것임을 명심하며, “나는 이제 발령법을 시작하려고 합니다.”라고 마음속으로 되새깁니다.

정화 단계에서는 부정적인 기운과 잡념을 제거해서 자신을 깨끗하게 만드는 과정입니다. 심호흡을 하면서 다음 동작들을 수행합니다.

오른손을 왼쪽 어깨에 올리고, 한숨을 내쉬며 천천히 사선으로 쓸어내립니다. 왼손을 오른쪽 어깨에 올리고 같은 방식으로 쓸어내립니다. 오른손을 다시 왼쪽 어깨에 올리고 팔을 쓸어내리듯 내쉬는 호흡과 함께 내립니다.

다음으로 손바닥을 하늘을 향하여 들어 올리고, 레이키와의 연결을 의식적으로 선언합니다. 레이키 에너지가 손을 통해 흐르는 것을 감지하면 팔을 천천히 내려 손바닥을 위로 향한 상태로 무릎에 올려 둡니다. 더 나아가 주변 공간에 레이키 상징들을 시각화하여 이들로부터 에너지가 손으로 이동하도록 상상합니다.
각 상징을 통해 다양한 감각을 탐험해 봅니다.

양 손바닥을 위로 하여 무릎 위에 편안히 두고 자연스럽게 숨을 들이마셨다가 내쉬며 호흡에 집중합니다.
단전에 의식을 고정시키고, 호흡을 깊게 하면서 레이키의 빛이 머리 꼭대기를 통해 단전으로 들어와 온몸으로 퍼지며 이완시킨다고 상상합니다. 숨을 내쉬면서 온몸에서 레이키의 빛이 방출되어 주변을 가득 채운다고 생각합니다. 이 과정에서 에너지가 충분함을 느끼면 다음 단계로 넘어갑니다.

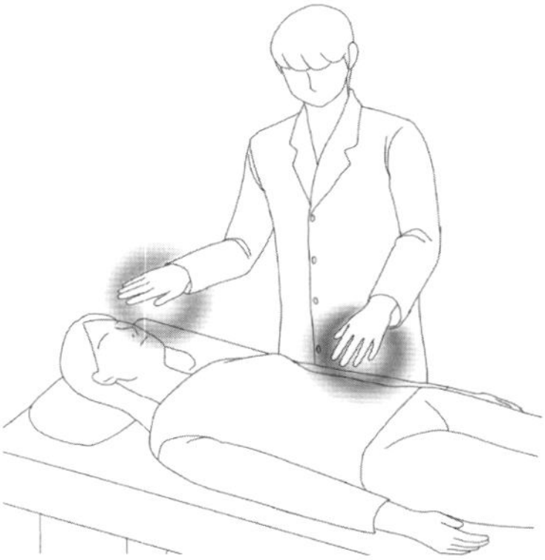

레이키 치유

합장한 상태로 숨을 깊게 들이마시며 레이키 에너지가 손끝으로부터 단전까지 흘러 들어간다고 상상합니다. 잠깐 숨을 멈추고 에너지가 강화되는 것을 느낀 후, 숨을 내쉬며 단전에서 손끝으로 에너지가 되돌아간다고 상상합니다.

충분히 수행했다고 생각되면 양 손바닥을 아래로 향한 상태로 무릎 위에 두고, 발령법을 마쳤음을 내면적으로 선언합니다.

눈을 떠서 몇 초 동안 손을 흔들어 에너지를 풀어 주고 발령법을 종료합니다. 혹은 자신의 방식대로 그라운딩을 하여 수행을 마무리합니다.

호오포노포노로 정화법

호오포노포노는 "정화하고 원래의 상태로 되돌리기"라는 뜻의 하와이어입니다. 이는 휴렌 박사에 의해 널리 주목받게 되었고, 많은 사람들에게 치유와 변화의 도구로 쓰이고 있습니다. 호오포노포노에 따르면, 우리가 자신의 마음과 감정을 정화함으로써, 우리의 외부 환경에도 긍정적인 영향을 미칠 수 있고, 우리 자신의 삶도 향상시킬 수 있다고 했습니다. 토션장이 소리와 진언의 형태로 작동하는 것을 이용하는 치유 기법입니다.

호오포노포노는 과거의 정보영역을 삭제하고 마음을 정화함으로써, 우리 모두가 평화로운 상태, 즉 영점장에 도달할 수 있게 합니다. 이 방식은 우리의 무의식의 내면아이를 정화하면서, 우리의 깊은 마음과 영적인 부분을 연결시키는 과정입니다.

호오포노포노를 행하는 방법은 네 가지 간단한 문장을 반복하면서 마음의 정화와 변화를 이루는 것입니다. 이 네 가지 문장은 **"미안해요"**, **"용서해요"**, **"감사해요"**, **"사랑해요"**입니다.

이 네 가지 말을 무한히 반복하다 보면 마음이 매우 평화로워지며 영적인 차원(영점장)에 연결되어 과거의 부정적인 정보를 지워 자신의 마음을 청소하고 변화시켜 나가는 과정이 바로 호오포노포노입니다.

각 단계를 살펴보면 "미안해요"는 자신의 일부로서 내면에 저장된 부정적인 정보와 경험에 대해 회개의 의미를 담고 있습니다. 이로써 내면의 무의식적인 부분과 연결되어 있는 과거의 상처나 상황을 정화하고, 치유를 시작합니다.

"용서해요"는 자기 자신이나 다른 사람에 대한 용서와 해방을 원하는 의미입니다. 우리는 자신이나 다른 사람에 대한 과거의 실수, 오해, 상처를 용서하고, 내면의 평화와 유대감을 찾기 위해 이를 표현합니다.

"감사해요"는 모든 것에 대한 감사와 인정을 나타냅니다. 우리는 사소한 것부터 큰 것까지 모든 경험과 존재에 대해 감사의 태도를 가지며, 그로 인해 긍정적인 변화와 성장을 이룰 수 있습니다.

"사랑해요"는 무조건적인 사랑과 연결을 나타냅니다. 이는 자기 자신에 대한 사랑과 다른 사람들에 대한 포용, 인간성에 대한 경외심을 표현하는 것입니다. 우리는 사랑의 에너지를 실천하고, 내면의 조화와 연결을 강화함으로써 치유와 변화를 이룹니다.

호오포노포노는 "미안해요", "용서해요", "감사해요", "사랑해요"라는 네 가지 문장을 반복해서 말하며 실천합니다. 이 방법은 마음을 정화하고, 불필요한 과거의 정보와 상처를 없애는 역할을 합니다. 이 과정을 통해서 배우게 되는 것은, 스스로를 정화해 평온한 상태를 찾아내는 것입니다. 결과적으로 이는 신체적, 정신적인 건강 문제를 쉽게 해결할 수 있는 길을 열어 줍니다.

그리고 "우니히피리"는 호오포노포노에서 무의식적인 내면의 아이를 지칭하는 말인데, 네 가지 강력한 에너지의 문장으로 정화하는 존재입니다. 이를 통해 우리는 마음의 깊은 부분과 신성한 존재를 연결시키는 방법을 배웁니다.

이런 방식으로 호오포노포노는 상처받은 트라우마의 치유와 내면의 변화를 이끌어 내는 역할을 하며, 긍정적인 변화를 이루고 평온한 상태를 찾아가는 데 큰 도움을 줍니다. 이 방법은 심리적인 문제를 해결하고자 하는 많은 사람들에게 유용한 도구가 되고 있습니다.

5장

에너지 파동기계로 현실 창조하기

플라즈마 워터와 라디오닉스

우리는 지금도 생각과 감정, 느낌으로 3차원 물질세계의 현실을 구현하고 있습니다. 문제는 감정과 느낌이 3차원 세계가 아닌 무의식의 고차원에서 작동한다는 것입니다. 원하는 것이 이루어지는 시크릿류의 내용들이 작동하기 쉽지 않은 것도 무의식의 감정과 느낌을 의식적 차원의 마음으로 가져오기가 생각처럼 쉽지 않기 때문입니다. 아무래도 사람이다 보니 변수가 많기에 파동기계를 이용합니다. 원하는 이상적인 주파수를 찾아서 그야말로 '기계적으로' 작동하여 우리의 감정과 느낌을 무의식의 영점장에서 조율해 주기 때문에 시간과 노력을 절약할 수 있게 되는 것입니다.

1) 플라즈마 워터

바이알이나 작은 병에 액상 형태로 특정 물질이나 제품, 문자, 상징 같은 파동 정보들을 저장할 수 있습니다. 이것을 '파동 전사'라고 부릅니다. 요즈음에는 동종요법에서도 이러한 디지털적인 전사 방법을 많이 쓰고 있습니다.

파동 전사장치 기계를 사용하면 이렇게 정보를 물 같은 액체에 전달할 수 있습니다. 이렇게 원하는 정보를 바이알에 저장한 후, 기계의 미세 진동을 통하여 그 정보가 파동정보로 물에 전사·저장됩니다.

또한, 원하는 정보를 태양 에너지를 넣어서 전달하는 방식도 있습니다. 플라워에센스라고 부르는 치유법입니다. 태양의 에너지를 파동 전사장치를 통해 복제할 수도 있습니다.

이런 방식은 유럽이나 북미에서 활발하게 사용되며, 사람들 사이에서 주로 감별 도구로 많이 활용됩니다. 미리 만들어 놓은 표본 샘플을 이용하면 더 정확하게 감별할 수 있습니다.

또 다른 흥미로운 예는 '플라즈마워터'라는 것입니다. 이것은 뮤 대륙의 일부로 추정되는 지역의 해양 암반심층수에 특별한 플라즈마 처리를 해 에너지를 높인 일종의 액상화 플라즈모이드입니다. 여기에 원하는 정보를 전사하여 영혼과 육체의 질병에 적용합니다. 이렇게 만든 플라즈마워터는 최상의 결과를 얻기 위해 인체와 조화를 이루는 파동정보를 추가로 전사할 수 있습니다.

유사한 연구로 과학자 벵베니스트의 시도도 알려져 있습니다. 벵베니스트는 물질이 가지는 파동 정보를 소리로 변환하여 디지털화하고, 이를 진동 신호로 바꾼 뒤 물에 전달하였습니다. 이렇게 함으로써 원래 물질의 기능을 물에 복제하였습니다.

최근에는 이와 같은 원리를 활용한 각종 공간 에너지 장치들이 계속해서 개발되고 있습니다. 3차원 공간 이외에도 2차원의 공간에너지를 활용하는 방법도 있습니다.

특정한 배열로 구성된 문자, 그림, 또는 형상들은 오래전부터 다양한 목적으로 사용되어 왔습니다. 이들은 각각 독특한 에너지를 방출하는데, 그 원인은 대체로 그들의 기하학적인 형태나 패턴 때문입니다.

이런 특별한 형상들은 에너지를 모으거나, 특정한 방식으로 구현될 수 있습니다. 그래서 다양한 분야에서 활용됩니다. 예를 들어, 히란야나 만다라, 히브리 문자, 룬 문자 같은 다양한 문자나 상징들은 특정한 의미나 에너지를 표현하기 위해 사용됩니다. 이런 2차원 상징과 형상은 홀로그램 이론의 원리를 이용해 3차원 공간으로 변환시킬 수도 있습니다. 그렇게 하면, 이런 문자나 그림, 상징, 형상이 지닌 특별한 에너지와 효과를 3차원 공간에도 나타낼 수 있게 됩니다.

라디오닉스를 운용하기 위해, 우리는 특정 수치나 값에 대하여 근육 반응, 또는 펜듈럼의 반응, 핑거다우징 등을 사용하여 적용합니다. 이런 정보는 라디오닉스의 회로에 입력되어 특정한 반응을 발생시킵니다. 과거에는 라디오닉스가 오컬트적인 개념으로 분류되었지만, 이제는 양자 물리학적인 개념으로 연결되고 이해됩니다. 이것은 파동에너지를 현실 세계에 표현하는 방법입니다. 레이키나 오르고나이트, 확언 등은 이러한 라디오닉스 원리에 응용할 수 있는 기법들입니다. 이러한 것들은 특정 상징이나 목적을 강화하고 증폭하는 데 도움을 줍니다. 역시 토션장 등 에너지장의 개념으로 이해할 수 있습니다.

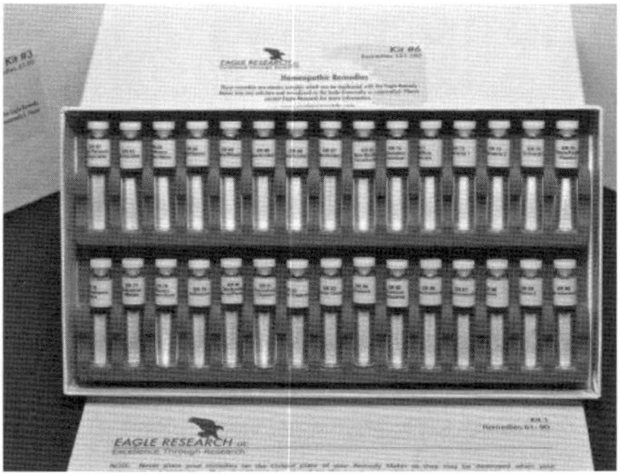

바이알 (출처: meridianpsych)

2) 라디오닉스

라디오닉스는 검사자의 신체에 적용하여 생리학적 변화를 측정하고, 이를 피드백하는 외부의 전기 증폭 장치를 통해 당사자에게 전달됩니다. 라디오닉스 장치를 통해 측정된 생리학적 변화는 장치를 다루는 검사자의 미세한 정신에너지 변화(토션파)와 관련이 있습니다. 이러한 변화를 파악하려면 민감한 감수성이 요구됩니다. 이는 의식 아래의 정신적인 에너지의 통로를 통해 작용하는데, 우리 각자의 무의식 수준에서 끊임없이 발생합니다.

라디오닉스 장치의 다이얼 반응을 펑거다우징으로 찾아서, 피검사자의 상태를 일련의 수치로 표현합니다. 환자의 주파수를 특정 질환과 연관된 파동 주파수와 매칭시킬 수 있습니다. 따라서 라디오닉스는 환자의 상태를 파악하고 질병과의 관련성을 파악하기 위한 유용한 도구로 사용될 수 있습니다.

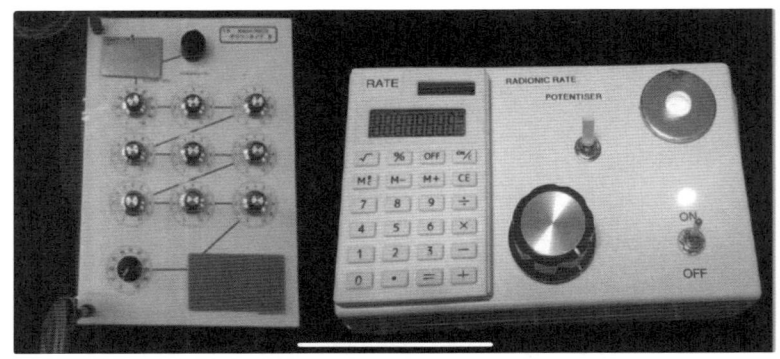

라디오닉스 (출처: 일본다우저협회)

이 시스템은 환자의 혈액 한 방울이나 머리카락 한 가닥과 같은 정보를 이용합니다. 머리카락 한 가닥과 같은 작은 부분이라도 홀로그램 이론에 따라 전체 생체의 에너지적 구조를 반영하기 때문에, 혈액 표본이나 머리카락 속의 유기물질은 환자의 에너지 패턴을 나타냅니다. 따라서 매일 채혈해야 하는 생화학적 검사와 달리 라디오닉스 시스템에서는 홀로그램 특성상 표본을 매번 다시 구할 필요가 없고, 시공간의 제약도 없습니다.

라디오닉스 패드 위에서 느끼는 끈적하고 들러붙는 느낌(뽀드득)은 핑거다우징의 작동을 피부 접촉 차원에서 설명해 주고 있습니다. 이 느낌은 음양의 이진법 디지털 신호로 주역의 괘로 설명할 수 있습니다. 라디오닉스 검사자가 피검사자의 사진도 증거물로 활용할 수 있다는 사실은 사진도 실제로 해당 환자의 홀로그램정보를 담고 있다는 것을 보여 줍니다.

라디오닉스 장치의 목표는 일상 의식에서 인지되지 않는 무의식적 토션에너지장 정보를 일상에서 활용 가능한 의식적 자료로 만드는 것입니다.

현재 다양한 유형의 라디오닉스와 기계장치가 사용되고 있습니다. 이러한 라디오닉스 장치는 우리의 미세에너지 구조와 물질 신경계 사이의 연결을 보여 줍니다. 우리 신체에는 미세소관이 존재하며, 차크라 등 에너지체에 다중주파수의 흐름을 전달하는 기능을 합니다.

라디오닉스는 아날로그식 회로모델로서, 디지털식 전자회로가 구현하기 이전에 사용되던 방식입니다. 이는 고대 지식의 아이디어에서 영감을 받아 현대의 과학 문명의 디지털 파동기기 모델이 구현된 원형이라고 할 수 있겠습니다.

이는 무형의 형이상학적 에너지를 현실 세계에 구현하는 방식으로, 특정한 목적을 위해 상징을 사용하고 증폭하며, 이를 통해 목표한 결과를 얻을 수 있게 됩니다.

에너지 파동기계의 활용 방법

각 개인은 자신의 정신적이고 육체적인 건강을 드러내는 숨겨진 영역인 바이오영역의 정보필드(토션장)를 가지고 있습니다. 이 정보필드는 물질적인 요소와 정신적인 요소, 그리고 더 상위의 개념을 가진 영역과 에너지체로서 상호 연결 되어 있습니다. 이러한 연결은 서로 영향을 주고받을 수 있는 불균형 영역을 가지고 있을 수 있습니다. 타임웨이버 기술은 정보필드를 분석하여 이러한 불균형 영역을 찾아내는 데에 사용됩니다. 이 기술은 통증과 염증, 그 밖의 다양한 병적 상태를 다시 조화시키고 치유합니다.

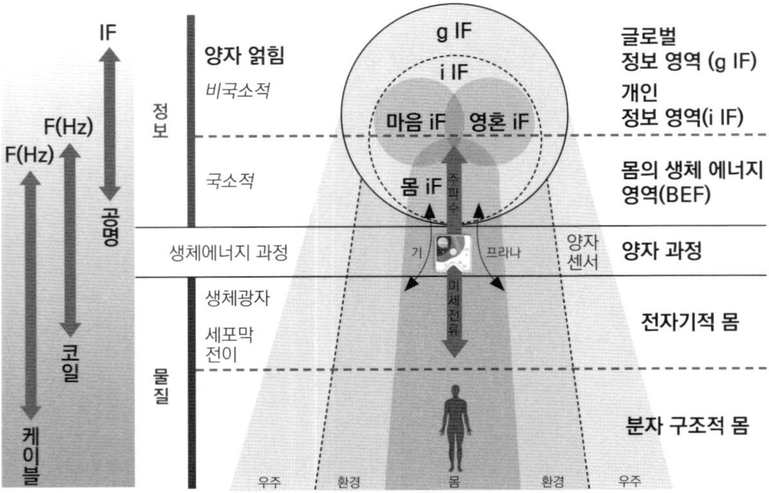

이를 통해 생체 에너지의 흐름을 최적화시키고, 몸과 마음의 자연적인 조화를 찾습니다. 이러한 접근 방법은 신체의 자가치유력을 강화시키고, 개인의 전반적인 건강과 웰빙을 개선하는 데에 도움을 줍니다.

1) 타임웨이버와 힐리

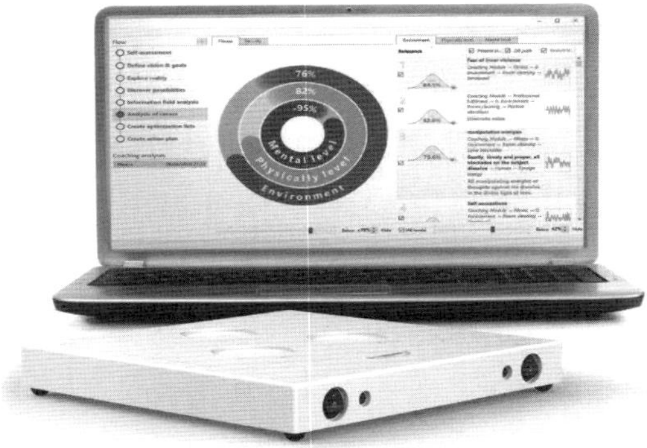

타임웨이버 프로(Timewaver Pro)는 정보 필드를 분석하기 위한 프로그램을 원격으로 진행하며 재조정과 조화를 위해 정보필드에 전송합니다.

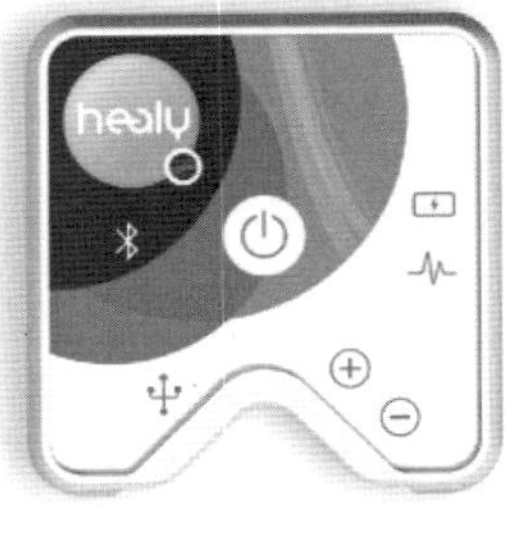

그 개인용 휴대버전인 힐리(Healy)도 미세전류를 이용한 기술이 적용되어 신체의 바이오정보필드의 균형, 치유 및 웰빙을 촉진하고, 역시 원격기술도 적용됩니다.

타임웨이버 치료는 세포 수준에서 효과가 있습니다. 이는 세포막 전압의 감소가 거의 모든 질병의 주요 원인이라는 이론에 기초합니다. 데이터에 따르면 많은 급성 및 만성질환에서 세포막 전압이 감소하는 것으로 나타났습니다. 세포막 전압이 조화를 이루면 신체의 조직, 기관, 시스템이 조화를 이루어 건강을 회복할 수 있습니다.

타임웨이버 프로는 정보영역의 장애 및 질병의 상관관계와 배경을 밝혀내고 실행해야 할 올바른 균형 잡힌 정보 패턴을 제공합니다. 타임웨이버 주파수 시스템에는 징후별로 정렬된 수많은 프로그램, 가장 적합한 주파수를 분석하기 위한 특수 모듈, 1,000개 이상의 증상 및 징후에 매핑된 150,000개 이상의 주파수 데이터베이스가 포함되어 있습니다.

힐리 기기 사용자는 타임웨이버 주파수(Frequency) 기술을 통해 자신만의 맞춤형 프로그램을 경험할 수 있습니다. 이 프로그램은 사용자의 기분을 향상시켜 주는 데 중점을 두어, 일상생활 어디에서든 스스로 치유할 수 있도록 지원합니다.

타임웨이버 주파수는 에너지장에 자연스러운 에너지 흐름을 방해하는 교란이 있을 때 진단하는 도구입니다.

타임웨이버에 따르면 타임웨이버 주파수 시스템의 정보 필드 기술은 정신적, 영적 수준에서 더 깊은 원인과 연결을 분석하고 특정 정보와 진동 패턴을 통해 더 나은 방향으로 영향을 미치도록 설계되었습니다. 실시간으로 적용할 주파수를 결정하고 치료 기간 동안 각 환자의 증상에 즉시 적응시킵니다.

모든 생명체가 서로 다른 주파수로 진동하는 전자기 에너지로 구성되어 있다는 사실에는 이의가 없습니다. 파동치유(Current Healing)는 타임웨이버 주파수별 미세전류(FSM)을 활용하여 신체의 특정 부위로 전해지는 미세전류를 이용하여 통증을 완화하고 ATP 생성을 촉진하는 치료 방법입니다.

주파수별 미세전류(FSM)는 대상포진, 신장결석, 천식, IBS, 섬유근육통, 관절염, 두통, 신경통 등과 같은 질환으로 인한 신경 및 근육통, 염증 및 반흔 조직에 주로 사용되는 비침습적인 무통 치료법입니다. 이 측정값은 헤르츠(Hz) 단위로 등록됩니다. FSM 치료 중에는 잠재적으로 염증을 줄이고, 조직을 복구하고, 표적 부위의 통증을 줄이기 위해 특정 주파수가 사용됩니다. 신체의 거의 모든 유형의 조직에 유용한 특정한 주파수가 있습니다.

주파수별 미세전류(FSM)가 작동하는 방식 중 하나는 손상된 조직 내부에 있는 ATP 생성을 잠재적으로 증가시키는 것입니다. ATP는 신체의 모든 세포 반응을 위한 주요 에너지원입니다. 주파수별 미세전류(FSM)를 이용한 치료는 손상된 세포의 ATP 양을 500%까지 증가시켜 치유 속도를 높일 수 있습니다. 상태에 따라 주파수별 미세전류(FSM)

치료는 긴장된 근육을 부드럽게 하여 통증이나 뻣뻣함을 완화하는 데 도움이 될 수 있습니다.

타임웨이버 주파수는 정보필드 제어 주파수 치료를 제공합니다. 이 기계를 사용하여 힐리 장치용 맞춤형 프로그램을 만듭니다. 정확한 주파수와 낮은 강도의 전류를 사용하여 통증 치료, 우울증이나 불안과 같은 정신질환, 학습 지원, 중독 치료 또는 심혈관 문제 등 다양한 질병을 치유할 수 있습니다.

타임웨이버 주파수에는 300,000개 이상의 다양한 치료법이 포함되어 있어 힐리 사용자에게 더 많은 주파수와 심층 분석을 제공합니다. 이는 45개국 3,000명의 전문가로 구성된 대규모 네트워크와 15년간의 연구를 통해 보완됩니다.

힐리는 침술이 인체의 활력을 자극하고, 음향요법이 음파에 주파수를 전달하는 방식과 유사하게 치유 주파수가 함께 작동하여 몸과 마음의 균형을 맞추는 데 도움이 되는 웨어러블 미니 타임웨이버 장치입니다.

휴대 가능하고 착용 가능한 스마트폰 제어기기를 사용하는 힐리 주파수는 신체 내에서 낮은 에너지 전자기 주파수를 전달합니다. 전자파를 이용해 심한 통증을 완화해 주는 기기로 앱과 연동되어 모니터링도 쉽습니다. 힐리의 양자(Quantum) 센서는 생체 에너지를 측정하고 신체와 동일한 미세 전류 및 주파수를 사용하여 그에 따라 생체 에너지 영역의 균형을 맞출 수 있습니다.

타임웨이버와 라이프(Rife) 기기인 이 힐리의 중요한 차이점은 힐리는 스마트폰을 통해 제어할 수 있는 작고 가벼운 웨어러블 장치이며 사용하기 위해 광범위한 교육이 필요하지 않다는 것입니다. 모든 프로그램은 아이폰(iPhone) 또는 안드로이드 앱 다운로드를 통해 액세스할 수 있으며 블루투스를 통해 힐리 장치로 빠르게 전송됩니다. 장치를 착용할 수 있기 때문에 치료를 받는 동안 계속 움직이고 활동할 수 있습니다.

이 기술은 양자 센서를 통해 주파수를 고르고, 생체 에너지 균형, 활력 및 전반적인 건강을 조정하는 맞춤형 프로그램을 제공합니다. 주변 기기를 통해 연결 및 분리가 되는 미세전류를 통해 직접 진동을 보낼 수 있습니다. 힐리는 맞춤형 파장을 사용하여 몸과 마음을 정렬하고 긴장을 줄여 줍니다. 이 장치는 장기간의 신체적, 정신적 문제 외에도 각 사람이 현재 개선해야 할 점이나 해결해야 할 점을 정확하게 식별합니다.

힐리 월드 회사는 앱과 시스템 프로토콜 모두에 대한 특허를 보유하고 있습니다. 모든 미세전류 주파수는 안전하고 에너지가 낮은 정확한 전류량으로 설정됩니다. 이 회사는 마커스 슈미케(Marcus Schmieke)가 설립하고 전 세계 타임웨이버 치유사가 사용하는 13년 된 모회사의 대형 타임웨이버 기계에서 사용할 수 있는 것과 동일한 주파수 원칙을 따랐습니다.

힐리는 개별화된 주파수를 사용하여 심신의 균형을 유지하면서 통증, 스트레스를 완화하는 생체 에너지 공명 장치로 FDA의 승인을 받았습니다. 힐리는 주로 신체의 생체 에너지장의 균형을 유지하여 자가 치유 능력을 가속화하는 데 사용되는 통합적인 장치라고 할 수 있습니다.

힐리는 장기, 정신 건강 상태, 감정 및 영혼 건강, 세포의 건강 및 강화를 조화시키는 것입니다. 힐리는 차크라, 학습, 경락, 통증 완화, 정화된 몸과 마음, 영혼에 대한 맞춤형 통찰을 제공합니다. 힐리는 신체의 바이오에너지 분야를 구현하고 자가 치유 능력을 활성화하기 위한 보완적인 건강 방법으로 볼 수 있으며, 주파수 치유는 인간뿐만 아니라 동물, 식물, 조직, 건물 등에 유익한 것으로 입증되었습니다. 세상의 모든 것이 특정 주파수에서 공명하므로 힐리 공명을 사용하면 삶의 특정 영역을 스캔할 수 있습니다.

2) 힐리 코일

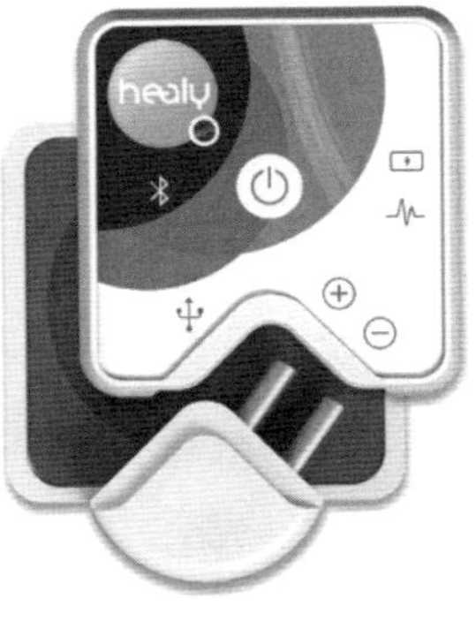

힐리 코일은 힐리 장치를 보완하며 힐리 장치에 직접 연결됩니다. 이것이 제2장에서 설명한 코일 장치의 일종입니다.

3) 맥힐리

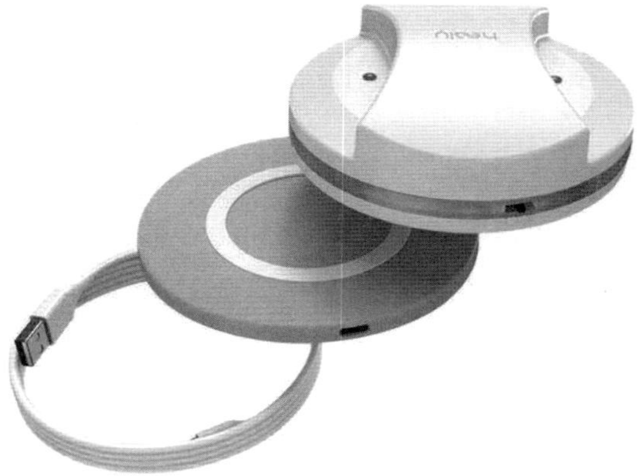

맥(Mag)힐리는 일정한 간격으로 자기장을 방출하여 주변 환경과 조화를 이루는 무선 장치입니다. 이 장치는 쉽게 휴대할 수 있고 스마트폰 앱으로 제어할 수 있습니다.

맥힐리의 다섯 가지 프로그램(Classic, Water, Atmosphere, McMakin, HealAdvisor Analyse Meridian Module)은 각각 고유한 장점이 있습니다. 자기장 적용의 입증된 이점은 클래식 모듈을 통해 제공되며, 물은 QAF(양자 분석 주파수) 모듈을 통한 에너지의 공급, 전사로 활성화됩니다. 공명에 의해 활성화되는 환경(Atmosphere) 모듈의 범위는 최대 3미터이며 주변 환경에 영향을 미칩니다. 케롤라인 멕메킨(Carolyn McMakin)은 생체 에너지 분야의 불균형을 교정하기 위해 두 가지 주파수로 작동하는 멕메킨 모듈을 개발했습니다.

4) 힐리 골드, 힐리 플러스 및 건강 프로그램

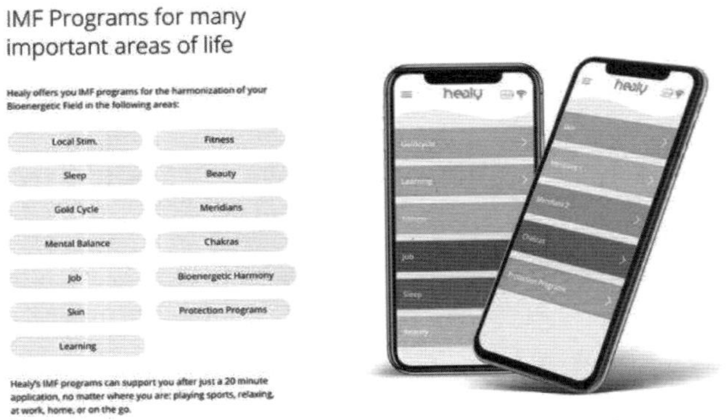

힐리의 블루앱은 인체와 우주의 정보필드 영역과 공명하는 방법을 이용하여 인간의 영혼육에 관한 수많은 질환들을 효과적으로 케어할 수 있게 도움을 줍니다. 힐리와 맥힐리에는 스마트폰과 연동되는 앱이 세 가지가 있습니다. 이 세 가지 앱을 스마트폰에 다운을 받아서 서로 연동시켜 작동하게 됩니다. 통상 '블루앱'으로 불리는 분석앱의 세 종류의 분석 콘텐츠 안에는 파동의학의 거의 전 영역을 커버하는 개인 맞춤형의 정보영역장 정보가 내장되어 있습니다. 원격치유 기능도 있어서 환자의 사진만 있으면 시공간의 제약 없이 정보영역과 공명하여 작동하게 됩니다. 나머지 두 앱은 좀 더 물질적 육체에 초점이 맞춰진 주파수 영역대로 이루어져 있습니다. 질환명으로도 검색이 가능하게 되어 있어 아주 편리하게 쓸 수 있습니다. 특히 육체적 질환뿐만 아니라 토션파에너지를 강화하고 의식에너지를 높이는 주파수도 내장되어 있어서 힐러와 명상가에게 큰 도움을 줄 수 있게 됩니다.

또 다른 파동 치유 기계인 스푸키2(Spooky2)는 세계에서 가장 큰 Rife 주파수 데이터베이스를 보유하고 있습니다. 이는 BP, DNA, MW, PROV, CAFL, KHZ 또는 BIO 등 13개의 하위 데이터베이스로 나누어져 있습니다.

PROV는 거의 대부분의 사례에서 일관된 결과를 얻었습니다. MW는 건강에 중요한 약물, 보충제, 분자 등 약 8,000개의 프로그램 모음입니다. BP는 인간, 동물 및 식물 병원체를 기준으로 한 염기서열 값을 기반으로 한 10,000개 이상의 프로그램 모음입니다. DNA는 바이러스, 박테리아, 병원체를 DNA를 기반으로 한 약 1,700개의 프로그램 모음입니다.

BIO와 VEGA는 모두 러시아의 주파수 연구를 기반으로 한 주파수 모음입니다. CAFL은 Rife 실험자들의 경험을 통해 모아진 종합 주석 주파수 목록입니다. XTRA는 효과적이라고 알려진 다양한 출처의 모음입니다.

RIFE는 라이프(Royal Raymond Rife) 박사의 원래 주파수들의 모음입니다. HC는 훌다 클라크(Hulda Clark) 박사의 데이터베이스입니다. ETDFL은 독일의 생물공진료 클리닉에서 연구된 프로그램들의 모음입니다. KHZ는 더 높은 주파수들의 모음입니다. ALT는 아유르베다 지식과 실천, 솔페이지오와 행성 주파수들을 기반으로 한 집합입니다.

다음은 그 일부의 예입니다.

백내장	400, 666, 727, 784, 790	ODD
카타르	1550, 802, 800, 727, 444, 20	CAFL
뇌성마비	20000, 85750, 150000, 225000	KHZ
뇌척수 질환	10000	CAFL
자궁경부염, 자궁	20, 727, 787, 880	CAFL
순환	2000	XTRA
수두	40, 120, 57500, 92500, 332410	KHZ
콜레라	330, 843, 844, 1035	BIO
어린 시절	180, 320, 25000, 52500, 134250	KHZ
클라미디아 감염	7500, 72500, 130000, 367500	KHZ
클라미디아 뉴모니아네	620, 940, 1880, 1886, 3760	XTRA
만성 피로감	727, 787, 880, 10000	XTRA
만성 피로 증후군	105, 120, 148, 172, 11875	XTRA
순환	586	XTRA
클라도스포리움 풀붕	438, 233, 776, 510	CAFL
수족냉증	200, 727, 787, 880, 5000	CAFL
머리 또는 가슴의 감기	880, 1550, 5000, 10000	CAFL
구순포진	664, 785, 822, 895, 944, 1043	CAFL
복통	130, 230, 620, 1000, 7500	KHZ
대장염	440, 802, 832, 880	CAFL
대장염 점액성 카타르의 콜론	727, 787, 800, 880, 10000	XTRA
낮은 전도성	20, 727, 787, 880, 5000, 10000	XTRA
결막염	850, 225530, 327500, 455950	KHZ
변비	727, 787, 800, 880	XTRA

5) 스푸키2 전송

스푸키2는 5가지 주파수 전송 모드를 모두 제공하는 최초의 라이프 박사의 시스템입니다. 다섯 가지 모드를 모두 사용하여 전체 범위를 커버하거나 자신에게 가장 적합한 모드 하나만 사용합니다. 뛰어난 과학자 로열 라이프의 원리를 사용합니다. 그는 수천 번의 실험을 통해 암의 원인이 바이러스이며, 이 바이러스를 파괴하면 치료가 가능하다는 것을 증명했습니다. 그는 또한 주파수를 사용하여 미생물을 파괴할 수 있다는 사실도 발견했습니다.

이론적으로 각 미생물(곰팡이, 박테리아, 바이러스, 기생충, 아메바, 곰팡이 등)은 고유하고 특정한 주파수를 가지고 있습니다. 이 주파수를 미생물에 더 많이 전달하면 구조적 스트레스를 유발하여 병원체가 무력화되거나 죽게 됩니다. 라이프 기기는 사용자에게 해를 끼치지 않고 유해한 병원성 유기체를 파괴하는 공명파를 생성합니다.

6) 플라즈마 모드

스푸키2 센트럴은 플래그십 라이프 머신이자 스푸키2 라이프 시스템의 중심입니다. 이 놀라운 기계에는 원래 라이프 박사가 사용하던 슈퍼 플라즈마가 탑재되어 있습니다. 이 장비는 잠재적으로 유해한 고정 반송파 주파수를 사용하지 않고도 최대 3,500,000Hz(3.5MHz)의 주파수를 전송할 수 있는 유일한 장비입니다. 암과 같은 심각한 질병에 매우 효과적이기 때문에 많은 사용자들이 선호하는 제품입니다. 플라즈마 모드는 모든 라이프 제품 중에서 가장 강력합니다. 접촉모드는 신체에 주파수를 도입하고 빠르게 작동하도록 하는 매우 효과적인 방법입니다.

7) 원격 모드

스푸키2 리모트는 수신자의 DNA를 사용하여 거리에 상관없이 치유 주파수를 적용하여 사람을 치료합니다. 이 기술은 양자 물리학의 양자 얽힘 원리와 DNA의 토션장 특성을 이용해 국부적이지 않은 공간을 통해 전송합니다. 힐리에도 있는 원격 기술입니다.

8) 콜드 레이저 모드

저온 레이저 치료(LLLT)라고도 불리는 콜드 레이저는 안전한 비열 광자를 사용하여 신체의 자연 치유 과정을 가속화합니다. 이 빛 에너지는 피부의 모든 층을 쉽게 투과할 수 있습니다. 특히 통증, 관절 및 신경 문제, 상처와 화상, 치아 문제, 림프절 부종, 이명, 뼈와 조직 재생 등에 유용합니다. 스푸키2 콜드 레이저 손목은 손목에 착용하여 전체 혈액 공급, 손목 터널증후군 및 경락 복합체를 쉽게 치료할 수 있도록 설계되었고, 다른 부위에도 사용할 수 있습니다. 스푸키2 콜드 레이저 트윈은 신체의 모든 부위에 정확하게 적용할 수 있으며 입안에 사용하거나 외이도 및 콧구멍에 삽입할 수 있습니다.

9) PEMF 모드

펄스 전자기장 요법은 PEMF로 더 잘 알려진 안전하고 자연스러운 방법으로, 말 그대로 몸을 재충전하여 더 나은 건강으로 나아갈 수 있도록 도와줍니다. PEMF는 세포 수준에서 신체를 대상으로 하여 세포 대사를 촉진하고 건강을 개선합니다. 수많은 장애, 질병 및 부상이 PEMF 치료의 혜택을 받습니다. 또한 일반적으로 처방약 및 의료 시술과 관련된 유해한 부작용이 없습니다. 스푸키2에는 치유 및 주파수 유입에 사용할 수 있는 PEMF 코일이라는 제품이 있습니다. 특히 뼈와 관절의 모든 유형의 통증을 조절합니다.

이 밖에도 양자파동 기술이 적용된 많은 기기들이 현대의학의 사각지대에서 나름의 역할을 수행하고 있습니다.

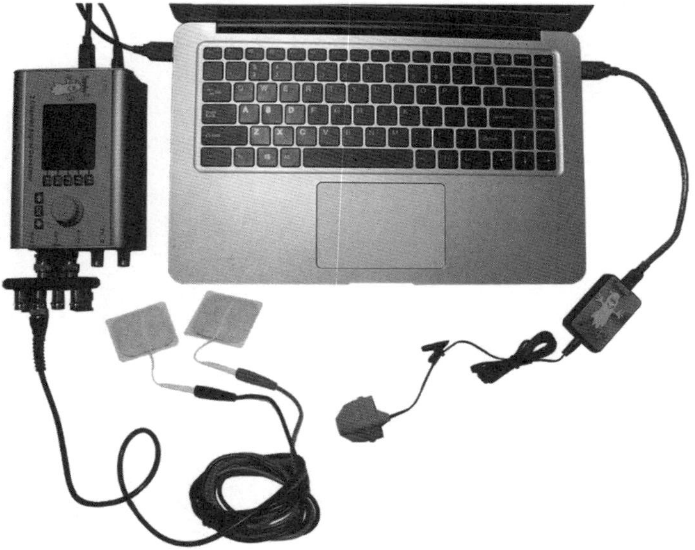

스푸키2를 pc에 연결한 경우 (출처: 스푸키2 몰)

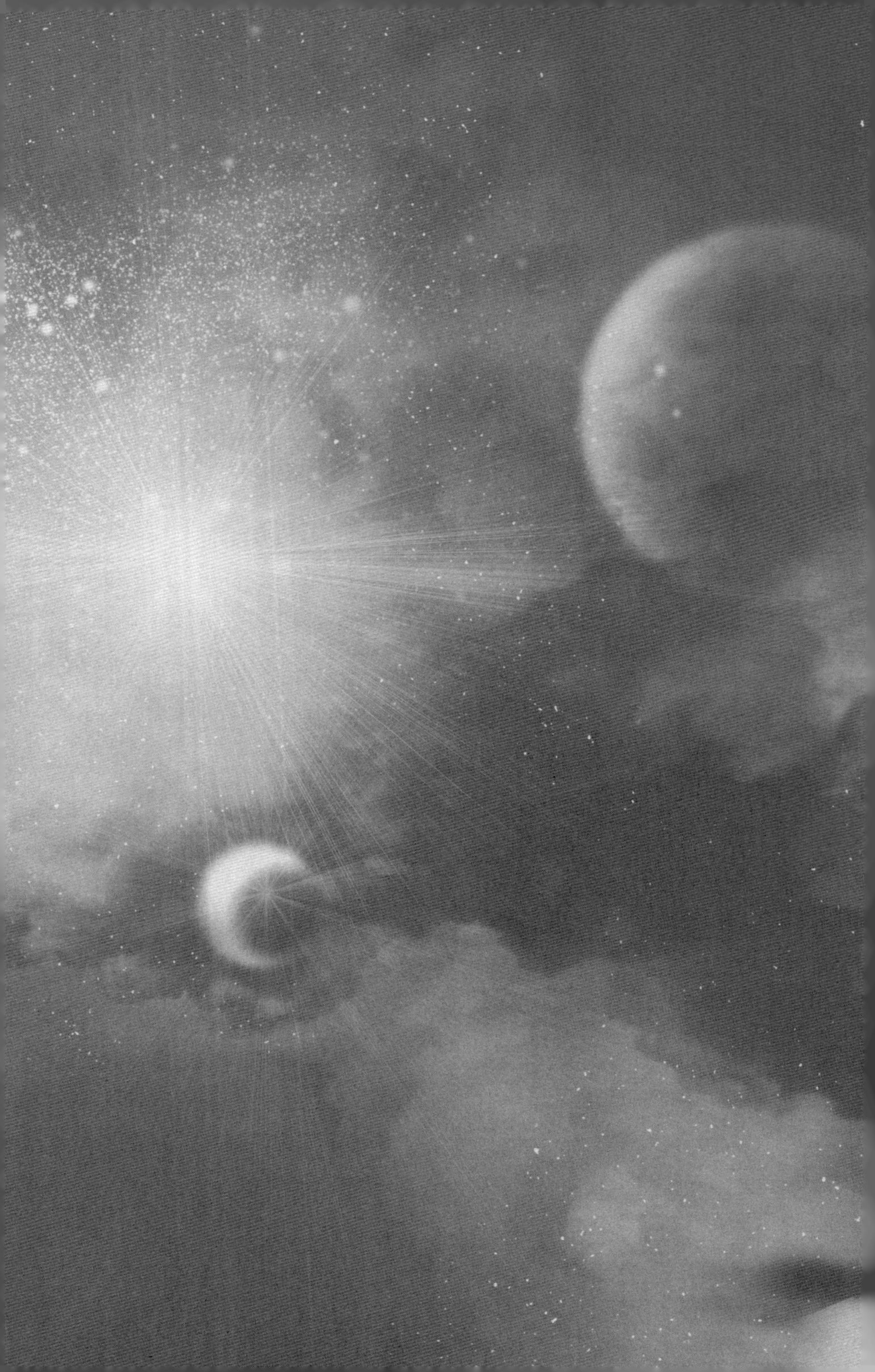

6장

연금술의 완성

인간의 내부에 궁극의 입자가 있다

현대 과학에서도 이제는 공간이 텅 빈 것이 아니라는 사실을 인식해 가고 있습니다. 공은 무한한 에너지의 바다입니다. 만약 이러한 무한한 에너지를 끄집어낼 수 있다면 인류의 에너지 문제는 영원히 해결될 것입니다. 우주의 궁극 진리와 생명의 비밀에 대해서 알고자 한다면 진지하게 공의 속성을 탐구해야 합니다.

이처럼 공의 신비에 다가감에 따라 얻게 되는 것이 있는데, 무한에너지, 물질과 육체의 연금술적 변형입니다. 일부 과학자와 발명가들은 영점장의 무한에너지의 실현도 주장하고 있습니다.

깨달음이나 의식과 육체의 변형에 대해서도 과학은 부정적인 시각을 갖고 있으며, 설혹 깨달음을 추구하는 신비가들이라 할지라도 그 변형의 과정을 모든 사람이 수긍할 수 있는 과학의 언어로 설명하지는 못했습니다. 과학은 과학의 언어로 설명할 수 없는 현상들을 배척해 버리고, 기존의 이론체계에 안주하려는 경향을 보여 온 것이 부인할 수 없는 사실입니다. 진리의 길을 가는 데는 과학적 지식과 종교적 지혜가 다 같이 중요합니다. 종교와 철학, 그리고 과학과 수학이 하나로 결합할 때에라야 비로소 우주의 신비가 그 진면목을 서서히 드러내기 시작할 것입니다. 과거의 공상과학이 오늘의 현실이 된 사례는 많이 있으며, 우리가 바라고 꿈꾸는 공상 역시 언젠가는 현실이 될지도 모르는 일이기 때문입니다.

20세기 과학이 밝힌 바로는 쿼크가 최소의 물질 단위입니다. 쿼크가 모여서 여러 다른 소립자를 만들고, 또다시 이것들이 모여 원자핵과 원자를 구성합니다. 그리고 원자는 모든 물질의 형성과 화학반응의 기본이 되지요. 쿼크야말로 과학자들이 수백 년 노력한 결과 찾아낸 물질의 궁극 입자인 것입니다. 그렇지만 한 가지 의문은 여전히 남아 있습니다. 정말 이것이 마지막일까요? 인류는 한때 원자가 물질의 극한이라고 믿고 있었는데, 곧 원자는 더 작은 조각들로 나누어질 수 있다는 사실이 밝혀졌습니다. 그리하여 또 한때는 양성자나 중성자가 물질의 극한이라고 믿었었고, 지금에 와서는 쿼크가 물질의 극한이라고 믿고 있습니다. 언젠가 쿼크도 그보다 더 작은 입자들로 구성된, 복합입자에 지나지 않았다는 사실이 밝혀지는 날이 올 것입니다.

상대성이론과 양자역학을 결합하는 초끈 이론은 이른바 모든 것의 이론(theory of everything)이라고 일컬어지는 만물이론의 가장 강력한 후보입니다. 그러나 비판도 만만치 않습니다. 이론 자체가 지나치게 추상적이며, 실험적으로 증명이 어렵다는 것이 그 주된 이유입니다. 재미있는 것은 이 이론을 초끈 이론가들조차도 초끈 이론이 진정으로 의미하는 바를 알지 못한 채 연구를 하고 있다는 점입니다. 또한 초끈 이론은 이 우주가 3차원이나 4차원이 아닌, 10차원 혹은 11차원의 초공간이라는 주장에 기반을 두고 있습니다.

21세기에는 이런 고차원 개념이 아주 진지하고도 보편적인 개념으로 다루어지고 있습니다. 놀라운 점은 이론물리학의 최첨단인 초끈 이론의 핵심이 고대의 신비주의 전통으로 전해져 온 카발라의 가르침과 동일하다는 것입니다. 카발라의 우주철학은 생명의 나무라는 신비한 상징 속에 그대로 담겨져 있으며, 이는 우주의 모든 것을 반영하고 있습니다. 최첨단의 물리이론과 고대의 신비철학이 만나는 아이러니를 통해 우리는 초끈 이론의 향방을 점쳐 볼 수 있으며, 나아가 창조의 비밀과 우주의 근원에도 한층 가깝게 다가가 볼 수 있을 것입니다.

궁극 원소는 초전도체와 상온핵융합, 공간에너지와 같은 혁신적인 개념의 신기술과 관련이 있을 것으로 보입니다. 이러한 추측은 그 궁극의 입자가 일종의 플라즈마 현상이라는 가정에 그 주된 근거를 두고 있습니다. 지구와 우주 공간에서 발생하는 여러 신비한 현상들이 이 플라즈마 현상이라는 개념으로 설명될 수 있는데, 결과적으로 이 모든 시도들은 우주를 바라보는 기존의 시각을 완전히 재검토하도록 요구할 것입니다.

현대인들에게 더욱 믿기 어려운 것은 바로 물질과 육체의 연금술적 변형이 가능하다는 놀라운 이야기입니다. 이 공상과학 같은 이야기 속에는 초원자라는 전혀 새로운 형태의 원자가 등장할 뿐 아니라 화이트 파우더, 보즈-아인슈타인 응축물 같은 기이한 특성의 신물질들이 출현하게 됩니다. 이들은 빛과 같이 행동하는 물질들로서, 인간이 차원의 한계를 극복하고 새로운 존재로 거듭나는 데 결정적인 역할을 할 것으로 보입니다. 한마디로 21세기에는 상상을 초월하는 일들이 어쩌면 인간 내부적으로도 발생할 수 있다는 다소 충격적인 예측이 되겠습니다.

리드비터는 1883년에 신지학협회에 가입한 인물로 육안으로는 일반적으로 볼 수 없는 것을 꿰뚫어 보는 놀라운 능력, 즉 투시라고 불리는 능력을 개발한 사람입니다. 수소는 원자구조가 단순했으며 리드비터는 원자의 구조를 투시로써 관찰하고 묘사할 수 있게 되었습니다. 이것이 믿기지 않는 원자의 구조에 대한 초과학적 연구의 시작이었습니다.

그로부터 얼마 지나지 않아 역시 투시 능력을 지닌 애니 베산트라는 여성이 여기에 합류하게 되었고, 수소를 첫 대상으로 했던 이 특이한 연구는 곧 질소와 산소를 비롯한 자연계의 모든 원소들로 그 범위가 확대되었습니다. 리드비터나 애니 베산트 모두 신지학회의 회원이었는데, 고대로부터 소수의 사람들에 의해 비의적(祕儀的)으로 보존되어 왔던 지혜와 지식을 계승하고 체계화시켜 대중적으로 보급한 것이 근대 신지학운동입니다.

신지학파의 주된 목적 중 하나는, 각 종교의 창시자들이 여러 종교적 체계를 확립하기 이전 고대에는 모든 종교와 철학이 일체였다는 인식 하에, 자연의 신비와 내재되어 있는 인간의 잠재능력을 탐구하는 것입니다. 따라서 모든 종교적이고 철학적인 의문에 대한 해답을 찾도록 도와주는 것이 바로 신지학이기도 합니다. 신지학은 인간 및 우주의 본질과 구조, 그리고 그 탄생과 진화에 대한 지식이며, 영혼과 사후세계, 윤회, 그리고 카르마에 대한 지식이고, 또 인간이 가지고 있는 영적인 능력들과 그 법칙에 대한 지식이기도 합니다.

동시에 신지학은 과학이기도 합니다. 신지학이라는 명칭에 '신'이 포함되어 있고, 신지학이 '신성한 지혜'라는 의미를 가지고 있기 때문에 종교라는 인상을 갖기 쉽지만, 신지학은 결코 과학을 무시하지 않습니다. 과학적인 요소와 종교적인 요소들을 모두 포함하고 있는 것입니다. 몇몇 신지학자들은 물질계의 장벽을 넘어 초자연계의 현상을 관찰할 수 있는 놀라운 능력을 지녔습니다. 그들은 사람들의 오라는 물론 이른바 에텔계, 아스트랄계, 멘탈계와 같이 물질계의 상위 차원에 해당하는 영역을 투시했는데, 리드비터에 따르면 투시에도 여러 종류가 있다고 합니다. 그중에서도 애니 베산트와 찰스 리드비터가 화학원소를 조사하는 데 사용한 투시능력은 현미경으로도 보이지 않을 정도로 작은 물질을 크게 확대해서 보는 특이한 것이었는데, 이것을 산스크리트어로 '아니마'라 합니다.

아니마는 요가의 문헌들 속에서 언급되고 있습니다. 기원전 400년경에 쓰인 파탄잘리의 『요가수트라』에는 요가 수련을 통하여 얻을 수 있는 비범한 능력(싯디)들에 대한 설명이 있는데, 요가 수행자는 "초물질적인 능력을 사용하여 작고 숨겨진 것, 또는 멀리 떨어져 있는 것에 대한 지식"을 얻을 수 있다는 구절이 있습니다. 다른 구절에는 "물질 원소에 대한 지배력을 갖게 되면 몸을 원자처럼 작게 응축시키거나, 더 이상 물질 요소들의 지배를 받지 않는 완전한 몸으로 만들 수 있다."라는 이야기가 나옵니다.

여기서 몸을 원자처럼 작게 응축시킨다는 이야기는 실제로 몸의 크기가 축소된다는 의미가 아니라, 의식의 측면에서 자신에 대한 개념을 매우 극소화하여 정상적으로는 극도로 작은 대상이 관찰자에게는 커다란

시각적 형태로 나타나는 것을 말합니다. 이런 인식력은 마치 공간적으로 관찰자 자신이 관찰 대상과 같은 규모의 크기로 축소되었다는 착각을 줍니다.

그럼, 현대 과학에서 이야기하는 원자의 모델과 오컬트화학의 원자모델이 어떻게 다른지 비교해 보고 과연 공통점은 없는 것인지 생각해 보겠습니다. 이렇게 하는 이유는 원자모델이라는 것이 확정되어 있는 것이 아니라 과학의 발전에 따라 계속 변해 왔으며, 또 오컬트화학이 백년 전에 발표되었으므로 오컬트화학과 비교해 가면서 어떻게 그 유사성이나 차이점이 달라지게 되었는지 알아보기 위한 것입니다. 사실 19세기에는 원자에 대한 여러 가지 논의가 있었습니다.

톰슨은 소용돌이 원자론을 주창했으며, 많은 과학자들이 물리적인 원자와 화학적인 원자의 개념을 구분했습니다. 또 대체로 에테르의 존재를 받아들이는 분위기였습니다. 그러나 돌턴의 원자론이 굳어지면서 궁극적인 물리적 원자와 이들의 조합으로 이루어진 화학적인 원자 사이의 구별이 없어지고 이후 20세기 원자론 전개의 기반이 되었으며, 에테르 이론 역시 상대성 이론의 등장과 함께 20세기 초 자취를 감추었습니다.

1913년에는 닐스 보어가 러더퍼드의 원자모형을 수정하는데, 전자는 아무렇게나 원자핵 주위를 돌고 있는 것이 아니라 어떤 조건을 만족시키는 반경을 가진 특정 궤도상에만 있을 수 있다는 것입니다. 한편, 1919년과 1932년에는 양성자와 중성자가 차례로 발견됨으로써 원자핵 역시 하부구조를 가지고 있다는 사실이 밝혀졌습니다. 전체적으로 현재의 원자모형은 핵자들의 집합으로 이루어진 원자핵과, 보어의 특정한 궤도상에 양자역학적 확률분포에 따라 확률적으로 존재하는 전자구름의 띠로 형성되어 있습니다.

20세기 중반까지는 이렇게 양성자와 중성자, 그리고 전자가 우주의 모든 물질을 이루는 가장 기본적인 입자라고 믿어지고 있었습니다. 그러나 수많은 바리온을 비롯해서 새로운 소립자들이 무더기로 발견되기 시작했는데, 이것은 양성자나 중성자보다도 더 아래 단계의 하부구조가 존재할 가능성을 시사하는 것입니다.

그러다가 1963년에 쿼크모델이 등장했습니다. 얼마 지나지 않아 쿼크모델은 널리 받아들여지게 되었고, 물질의 기본입자 지위도 양성자와 중성자에서 쿼크로 바뀌었습니다. 이렇게 더 작은 것, 더 기본적인 물질의 기본입자를 찾으려는 인간의 노력은 계속되었고, 그에 따라 원자의 모형도 한층 복잡해졌습니다.

한편 보즈-아인슈타인 응축물은 똑같은 양자상태에 있는 원자들의 그룹입니다. 이 물질은 마치 하나의 원자인 것처럼 움직입니다. 에릭 코넬과 칼 위만은 1995년에 이 물질을 실험실에서 만들어 내었는데, 겨우 백만 분의 일 도(℃)라는 거의 절대온도 영도와 다름없는 극초저온으로 원자를 냉각해서 이런 물질 상태를 얻었습니다. 원자의 온도가 절대영도라는 이야기는 원자의 움직임이 거의 제로에 가깝다는 것을 의미합니다. 보즈-아인슈타인 응축물은 또 초전도 현상을 나타냅니다.

1970년대 말에 데이비드 허드슨이라는 미국의 농부가 애리조나의 화산재 속에서 아주 이상한 물질을 발견한 적이 있었습니다. 허드슨은 이 물질을 연구하여 1989년에 특허를 냈는데, 'ORME(전위궤도단원자원소)'라고 명명한 이 전이금속 원소들은 놀랍게도 상온에서 초전도 현상을 나타내고 있었습니다. 상온에서 초전도 현상이 일어난다는 것은 과학계에 하나의 충격입니다.

1986년에 산화물 초전도체가 발견되면서 고온 초전도에 대한 관심이 높아졌지만, 그 고온이라는 것도 절대영도에 비해 고온이라는 얘기지 여전히 영하 수십 도에 이르는 극저온에서 일어나는 현상입니다. 전위궤도단원자원소는 또 금속원소인데도 불구하고 전혀 금속의 성질을 가지지 않고 오히려 세라믹에 가까운 성질을 가지고 있습니다. 그 성상이 하얀 가루와 같아서 화이트 파우더라고도 부릅니다.

하지만 이 화이트 파우더는 과학계의 공인을 받지는 못하고 있는 상태인데, 그 특성들이 기존의 과학상식을 모두 무너뜨리는 것이고, 또 기존의 화학적인 방법으로는 분석이 어렵다는 데 그 일부의 이유가 있습니다. 데이비드 허드슨은 화이트 파우더가 화학적으로 불활성으로 된 단원자(單原子) 상태에 있는 것으로 추정하였는데, 게다가 이 물질의 원자 내부온도가 절대영도에 가까울 것으로 보았습니다. 만약 그렇다면 화이트 파우더가 상온의 보즈-아인슈타인 응축물일까요?

흥미롭게도 핵물리학자들은 1989년에 일부 원소의 원자들이 마이크로 클러스터라는 상태로 존재하는 것을 발견하였는데, 이것은 적게는 두 개에서 많게는 수백 개의 원자들이 하나의 작은 덩어리를 형성한 것을 말합니다. 이때 이 원자들은 화학적으로 불활성이며, 세라믹에 가까운 특성을 보입니다. 또 초전도성과 촉매의 성질을 보이는 것 역시 화이트 파우더와 닮은 점이라고 할 수 있습니다.

어쩌면 기존의 저온 초전도는 자연에 광범위하게 일어나는 초전도 현상 중에서 일부 특수한 경우에 지나지 않을지도 모릅니다. 만약 화이트 파우더가 실제로 존재한다면 그것은 상온에서도 초전도 현상이 일어난다는 것을 대변하는 것입니다.

그런데 그 상온 초전도 현상이 다른 곳도 아닌 바로 우리 몸속에서 일어나고 있습니다. 놀랍게도 이런 가능성을 믿고 있는 과학자들이 있으며, 한 술 더 떠서 생체 내 초전도 현상의 양자적 특성을 이용해 의식의 작용을 설명하려는 과학자까지 있습니다. 생체 내 초전도 현상이 일어나는 것으로 추정되는 곳은 미세소관이라는 세포 내 조직입니다.

이 미세소관은 모든 세포 속에 존재하는 가는 관 형태의 아주 섬세한 조직인데, 미세소관 자체는 '튜블린'이라고 불리는 두 가지 형태의 단백질로 구성되어 있습니다. 이 두 가지 형태의 단백질은 미세전류에 의해서 서로 전환될 수 있으며, 그래서 영국의 저명한 물리학자인 로저 펜로즈는 조화 객관 환원 이론에서 튜블린이 마치 컴퓨터의 비트(0과 1)와 같이 인체 내의 데이터를 처리하는 온·오프 스위치일 거라고 추정하고 있습니다.

미세소관은 액틴섬유, 중간섬유, 미세소관 결합 단백질들과 함께 네트워크를 이뤄 세포의 골격을 이루고 있으며, 또한 신경분비 과립물질을 비롯한 물질들의 수송통로 역할을 담당하고 있으리라 추측됩니다. 바로 이 미세소관 내부에 존재하는 액상의 물질이 일종의 보즈-아인슈타인 응축물의 상태에 있는 것은 아닐까 의심하고 있습니다.

생명의 영약으로서의 연금술, 인간의 몸이 영적인 변화를 일으켜 빛의 몸의 존재로 가는 것이 가능해지는 것일까요? 전위궤도단원자원소의 상온 초전도체 특성과 우리 몸속에서 실제로 일어나는 초전도현상의 연관성입니다. 초전도현상이 우리 몸속에서 일어나고 있다는 사실은 아직 공인되고 있지 않지만 이미 적지 않은 과학자들이 이를 포착하였고 일부는 이로부터 의식작용을 물리적으로 해명하려는 야심 찬 프로젝트도 이미 진행 중입니다.

허드슨은 송아지와 돼지의 뇌조직을 검사한 결과 약 5%가 하이스핀 상태의 로듐과 이리듐으로, 즉 로듐과 이리듐의 전위궤도단원자원소 상태로 있는 것을 발견하였습니다. 허드슨은 이 새로운 물질이 연금술 문헌에서 이야기하는 이른바 현자의 돌과 유사하다는 것을 깨닫고 이 물질이 어떤 작용을 하는지 여러 가지 실험을 해 보게 되었습니다.

화이트 파우더는 에이즈 환자와 말기암 환자에 뛰어난 치료 효과를 나타내었으며, 루게릭병과 관절염 등에도 효과가 있었다고 합니다. 허드슨은 주로 로듐과 이리듐의 화이트 파우더를 복용하도록 하였는데 그것은 로듐과 이리듐이 우리 몸속에 자연으로 존재하는 원소이기 때문입니다. 로듐의 경우는 암 치료제로 알려져 있습니다.

화이트 파우더가 정말 중요한 것은 이 물질이 육체의 치료뿐만 아니라 의식의 고양이나 영적인 변화까지도 일으키기 때문입니다. 한 예로 허드슨은 각 원소의 전위궤도단원자원소가 인체 내의 서로 다른 내분비선에 영향을 미친다고 했는데 그중에서도 금의 전위궤도단원자원소는 송과선에 영향을 미친다고 하였습니다.

왜 어떤 음식물이나 약초는 각종 질병에 영양학 이상의 신비한 효력을 발휘할까요? 허드슨에 따르면 전위궤도단원자원소는 천연상태로도 존재하는데 여러 동식물에도 함유되어 있는 경우가 많다고 합니다. 예를 들면 어떤 종류의 포도주스와 당근주스는 0.3%가 넘거나 이에 육박하는 로듐과 이리듐의 전위궤도단원자원소를 함유하고 있는 것으로 분석되었습니다. 알로에베라, 아몬드 등에서도 높은 함량의 로듐과 이리듐의 전위궤도단원자원소가 발견되었습니다.

화이트 파우더를 의학적인 목적이 아닌 영적인 목적으로 복용한 사람의 경우, 일정 시간 단식을 행한 후에, 복용을 시작한 지 5, 6일이 지나서 머릿속에서 이상한 소리가 들리기 시작하였으며 그 소리는 날이 갈수록 점점 더 커졌다고 합니다. 그 소리는 매우 높은 주파수의 소리로, 귀를 통해 들리는 것이 아니라 뇌로 직접 듣는 것 같으며 게다가 항상 들렸다고 합니다. 그렇지만 그것은 듣는 사람을 괴롭히는 소음이 아니라 감미로운 소리라고 하였는데, 깊은 명상이나 쿤달리니 각성 중에 들리는 소리와 동일한 소리로 추정되고 있습니다.

인간의 몸이 점점 초전도체로 변화되어 감에 따라 인체 주위에 형성되어 있던 마이너스장이 강화되며, 아홉 달 후에는 완전히 새로운 존재로 태어나게 되는데, 이것은 마치 도가에서 열 달(음력으로는 9달)의 잉태 과정을 거쳐 양신을 이루는 과정을 연상하게 합니다. 즉 이러한 과정은 인간에게는 육체 외에도 빛의 몸이 있으며, 이 빛의 몸에 충분한 영양을 공급함으로써 (초전도특성을 강화시켜 주는) 빛의 몸이 주도적인 역할을 하게 되는 것이라고 추측해 볼 수 있습니다.

초전도현상이란 물질과 입자의 특성이 사라지고 빛으로 변화하는 것입니다. 초전도 양자간섭계로 미약자기를 검출하거나 만들고, 조셉슨 효과로 컴퓨터를 만들며, 자기부양효과를 이용하여 열차를 공중에 뜨게 만들듯 이 전위궤도단원자원소는 인간을 생명과 의식차원에서 제3종 초전도체로 만들어 양자현상이 거시적으로 나타나도록 하는 것입니다. 그래서 원리적으로 인간 자체가 초전도체, 초전도인간이 된다고 가정하면 텔레파시, 공중부양, 투시, 염력, 순간이동 등 모든 초능력 현상을 설명할 수 있습니다.

이 책의 선물로 준비하려고 했던 플라즈마워터와 지인이 알고 있는 백금 등으로 이루어진 미네랄수 역시 그러한 것들 중에 하나이고 명상과 풀무호흡 등도 신체 내의 전위궤도단원자원소의 비율을 높이는 방법 중에 하나로 보입니다. 공통적으로 미네랄 원소에 여러 가지 방법으로 에너지를 더해서 전위궤도단원자원소로 작동하게 만드는 개념이라고 볼 수 있겠습니다. 현재 같은 개념이라는 물질과 파동도 온·오프라인으로 구매가 가능합니다.

아리조나 대학의 스튜어트 하메로프도 이 물질들에 의해서 양자효과가 일어나며, 이것이 또한 두뇌 속에서 의식의 양자효과를 일으키는 원인이라고 추정하였습니다. 펜로즈는 의식과 양자역학에 대한 또 다른 연구 분야를 개척하고 있습니다.

양자역학은 거의 전적으로 슈뢰딩거 방정식을 기반으로 하고, 블랙홀은 아인슈타인 방정식을 기반으로 하지만 각 경우의 접근 방식이 다르다고 할 수 있습니다.

펜로즈는 그의 논문 「하메로프: 펜로즈, 2014」에서 우주의 구조와 우리 뇌, 더 구체적으로는 뇌의 생체 분자 구조 사이에 연관성이 있다고 믿고 결론을 내립니다.

양자역학을 통해 이 관계를 설명할 수 있을지도 모릅니다. 하지만 어떤 종류의 연결일까요? 우주와 같은 거대한 구조가 어떻게 우리의 작고 빛나는 두뇌와 공통점을 가질 수 있을까요?

2018년에는 조 로건이라는 코미디언이 자신의 토크쇼에서 펜로즈를 환영하며 거의 2시간 동안 펜로즈의 연구, 의식, 양자역학 및 기타 여러 가지에 대해 이야기를 나눴습니다. 의식이라는 주제에서 펜로즈는 의식에 대한 추상적인 이해를 숫자로 변환할 수 있는 것처럼 공식화하여 컴퓨터에 입력하는 것이 얼마나 어려운지에 대한 자신의 생각을 공유했습니다.

양자 수준에서는 우리 현실에서 일어나는 것과 같은 일이 일어나지 않으며, 법칙이 있다면 완전히 다른 법칙에 따라 움직이며, 이는 모두 우리가 아직 알지 못하기 때문입니다.

양자역학의 흥미로운 점은 사물이 동시에 두 가지가 될 수도 있고, 한 번에 두 곳에 있을 수도 있다는 점입니다.

펜로즈는 우리 머릿속에서 일어나는 일은 알고리즘이 아니며, 어떤 규칙도 따르지 않으며, 다른 무언가라고 확신한다고 말합니다.

"우리가 생각하고 있는 것에 대한 의식적인 인식이 필요하고, 생각은 의식적인 것이며, 이해는 의식적인 활동"입니다.

악기 연주, 창의력 발휘, 일, 사랑에 빠지는 것 등이 의식 활동입니다. 이러한 의식 활동은 분명히 계산 데이터가 아니라 다른 무언가가 진행되고 있는 것입니다.

다행히도 과학자들의 궁금증을 해소하기 위해 몇 가지 설명이 시작되었습니다.

그 해답은 모든 종류의 정보, 화학, 전기, 역학, 열을 전달하며 시냅스를 이어 가는 세포인 뉴런에 있을 수 있습니다.

펜로즈는 로건에게 말하길, 몇 년 전 스튜어트 하메로프로부터 편지를 받았는데, 미세소관이라는 신경세포와 구조가 의식의 절대적인 기본 도구가 될 수 있다는 내용이었다고 합니다.

미세소관은 앞에 말한 바와 같이 튜불린이라는 단백질로 구성된 작은 관으로, 우리 몸에서는 다양한 기능을 하지만 뇌에서는 구조 지지 및 수송과 같은 기존 기능 외에도 뉴런의 정보를 전달하는 역할을 할 수 있습니다.

'결국 의식이란 무엇일까요?'라는 뉘앙스의 질문에 펜로즈는 우리의 의식 수준에는 이런 종류의 양자상태가 보존되어 있으며 미세소관이 양자효과를 전달하는 것일 수 있다고 설명했지만, 우리가 아직 발견하지 못한 다른 구조가 관련되어 있을 가능성을 배제하지 않았습니다.

의식의 양자적 과정을 예를 들어 설명하자면 이렇습니다. 이 우주가 다양한 가능성의 상태가 공존하는 평행우주로 이루어져 있다고 합시다. 즉 이 우주에서 나는 책을 읽고 있지만, 다른 또 하나의 우주에 존재하는 나는 누군가와 만나 이야기를 나누며 저녁을 먹고 있을 수도 있습니다. 또 기차표를 예약했는데, 어느 한 우주에서는 서둘러서 기차에 오른 반면 다른 한 우주에서는 게으름을 피운 결과 기차를 놓쳐 애를 태우고 있을 수도 있습니다.

이런 다양한 가능성의 공존상태를 양자역학의 파동함수로 기술할 수 있습니다. 그런데 여기에 의식을 가진 관찰자가 개입하여 파동함수의 붕괴가 일어납니다. 즉, 무한하게 존재 가능한 평행우주의 집합 속에서 분기가 일어나 어느 한 우주만이 그 관찰자의 현실이 되는 것입니다. 이런 파동함수의 붕괴 결과 일어난 평행우주의 분기는 관찰자의 의식적인 선택과정인 것으로 해석될 수 있습니다. 다시 말하면 의식의 기초과정을 파동함수의 붕괴라는 양자역학적 현상 속에서 찾을 수 있다는 것입니다.

로저 펜로즈, 스튜어트 하메로프, 그리고 여성 물리학자인 다나 조하르 등이 바로 이런 의식의 양자적 기초과정이 두뇌조직 속에 있는 보즈-아인슈타인 응축물로부터 유래하고 있다고 보고 있습니다. 만약 의식이 양자적 특성을 갖고 있다면 우리는 재미있는 생각을 해 볼 수도 있는데, 양자의 세계에서 일어나는 놀라운 현상들이 의식의 차원에서도 일어난다고 가정할 때 비약적인 상황이 성립됩니다.

즉, 그것은 이른바 텔레파시나 원격투시 같은 초능력 현상들이 양자적 용어로 설명될 수 있다는 것입니다. 뇌 조직 속에 있는 보즈-아인슈타인 응축물은 마치 전자가 터널링 현상을 보이는 것처럼 상념이 뇌의 안쪽과 바깥쪽에 동시에 존재하는 것을 가능하게 함으로써 텔레파시 현상을 설명해 줄 수 있고, 마찬가지로 시각중추 속에 있는 보즈-아인슈타인 응축물은 원리적으로 원격투시 현상을 설명해 줄 수도 있습니다. 지금까지는 양자효과가 양자의 세계에서만 일어나는 미시적인 현상으로 인식되어 왔지만, 보즈-아인슈타인 응축물, 화이트 파우더, 마이크로 클러스터, 그리고 초유동 현상 등이 보여 주듯이 앞으로는 양자효과가 거시적 규모로도 나타날 수 있다는 사실이 진지하게 검토될 것입니다.

보즈-아인슈타인 응축물과 미세소관, 마이크로 클러스터, 화이트 파우더는 서로 연관되어 있는 것 같습니다. 더욱이 화이트 파우더를 복용한 결과 신체의 초전도 특성이 강화되었다는 보고가 있었는데, 이는 보즈-아인슈타인 응축물과 같은 상태의 물질이 미세소관 내에 존재한다는 주장을 뒷받침해 주는 것으로 보입니다. 화이트 파우더와 미세소관 내에 존재할지 모르는 보즈-아인슈타인 응축물이 상온 초전도, 또는 상온에서 존재하는 보즈-아인슈타인 응축물과의 연결고리가 되고 있습니다. 물론 더 많은 연구와 검토가 필요하겠지만, 우리는 이 경이로운 신물질로부터 초원자 존재의 가능성을 엿볼 수 있습니다. 초원자 가설을 받아들이면 오컬트화학의 많은 의문점이 풀리게 됩니다.

이제 우리는 초원자 가설과 더불어 또 한 가지 놀라운 결론에 도달할 수 있습니다. 그것은 바로 쿼크가 더 이상 물질의 기본입자가 아니라는 것입니다. 양성자에 해당하는 수소삼각형은 세 개의 작은 구체, 즉 세 개의 쿼크로 이루어졌으며, 쿼크에 해당하는 작은 구체 속에는 세 개씩의 하트 모양의 소립자가 들어 있습니다. 이 하트 모양의 소립자가 무엇일까요? 아누입니다.

쿼크는 아누 세 개로 이루어진 복합입자입니다. 아누는 쿼크와 같지 않으며, 진정한 물질의 궁극원자입니다. 즉, '원자→ 원자핵→양성자→쿼크→아누' 순으로 원자를 분해할 수 있습니다. 우리는 오컬트화학을 진지하게 검토함으로써 물질의 궁극에 도달하게 될 것입니다. 더 이상 쪼개지지 않는 최소의 입자, 그것은 루시푸스와 데모크리토스 이래 2,500년간이나 논란을 거듭해 온 원자론에 최종 마침표를 찍는 중대한 의미가 있습니다. 아누는 물질의 최소 단위라는 사실 그 이상의 것을 우리에게 제시하고 있으며, 우리가 더 많은 것을 찾아내라고 재촉하고 있습니다.

우리는 쿼크가 하부구조를 가지고 있으며, 그 하부구조에 해당하는 아누가 진정한 물질의 궁극원자라고 했습니다. 이제부터는 원자 전체의 구조보다는 아누 그 자체에 대해서 주목해 보겠습니다. 가장 먼저 눈에 띄는 것은 하트 모양을 닮은 아누의 이상한 형태입니다. 모두 열 개의 선이 소용돌이치듯이 아누의 표면과 안을 나란히 휘감고 있습니다. 가만히 생각해 보면 물질의 궁극입자가 이렇게 복잡한 형태를 하고 있다는 것은 이해하기 어렵습니다. 궁극입자라는 그 자체가 어떤 구조와 그 구조를 이루는 구성성분을 갖고 있기 때문이죠. 과연 이것을 궁극입자라고 불러도 되는 걸까요?

초창기의 원자모델에서 입자는 공과 같은 것으로 인식되었습니다. 그러다가 양자역학과 소립자물리학이 발달하면서 입자는 점처럼 인식되었습니다. 그래서 점 입자라는 말이 생겨났습니다. 수학적으로 기본입자는 크기와 부피를 갖지 않는 0차원의 점입니다. 그런데, 입자에 대한 개념에 일대 변혁을 가져온 일이 물리학계에서 발생했습니다. 바로 초끈 이론의 등장입니다. 초끈 이론은 입자를 점으로 보지 않고 1차원의 끈으로 보았습니다. 0차원이 위치만 갖는 점이라면, 1차원은 길이의 성분만 있는 선, 2차원은 길이와 넓이가 있는 면, 3차원은 여기에 높이가 추가된 입체입니다.

초끈 이론에서 볼 때 입자는 1차원의 끈이 진동해서 마치 부피를 가진 입체처럼 나타나는 것입니다. 여기서 우리는 오컬트화학과 현대물리학의 공통점을 하나 더 발견하게 됩니다. 바로 물질의 기본입자는 알갱이도 아니고, 점도 아니고, 진동하는 끈이라는 것입니다. 그럼, 아누가 초끈일까요?

1976년에 대통일장 이론과 중력을 통합하는 초중력 이론이 발표되었지만, 대부분의 대통일장 이론들과 마찬가지로 많은 문제점들을 안고 있었습니다. 이때 등장한 것이 '모든 것의 이론(Theory of Everything)'이라고 알려진 초끈 이론입니다. 초끈 이론은 비록 완성된 이론이 아니고, 실험적으로 검증이 불가능하며, 또 지나치게 추상적이라는 이유로 한때 여러 저명한 물리학자들로부터 혹평을 받기도 했지만, 현재는 가장 강력한 통일 이론으로 주목받고 있는 이론입니다.

1995년에는 'M 이론'의 발표와 함께 제2차 초끈 혁명을 거쳤으며, 지금도 초끈 이론은 끊임없이 진보의 길을 가고 있습니다. 여기서 초끈 이론의 원형이 된 남부 요이치로의 끈 이론을 잠시 살펴보겠습니다. 남부는 베네치아노의 이중공명 이론을 하드론에 적용시켰습니다. 하드론이라 함은 양성자와 중성자, 중간자, 쿼크와 같이 원자핵을 구성하는 페르미온을 말합니다.

남부는 쿼크가 고무줄과 같은 끈으로 서로 연결되어 양성자나 중성자, 중간자 같은 복합입자들을 구성하는 것으로 보았는데, 중간자의 경우 이 고무줄의 양쪽 끝에 매달린 두 개의 쿼크로 이루어져 있다고 볼 수 있습니다. 쿼크 세 개로 이루어지는 양성자나 중성자의 경우엔 Y자 형태로 갈라진 끈의 끄트머리에 쿼크가 하나씩 달려 있다고 볼 수 있습니다. 남부는 이 끈을 자기력선으로, 쿼크를 단자극(單磁極)에 해당하는 것으로 보았습니다. 단자극의 존재는 폴 디랙이 1931년에 예언했지만 아직까지 발견된 적은 없습니다.(휴먼디자인에 나오는 그 단극자석입니다.) 그것을 남부는 단자극에 해당하는 쿼크가 고무줄과 같은 자기력선으로 영구히 묶여 있기 때문에 발견될 수 없었다고 생각했습니다.

하지만 남부의 끈 이론은 심각한 결함을 가지고 있었는데, 끈 이론이 모순 없이 잘 작동하기 위해서는 무려 26차원의 시공을 요구한다는 것입니다. 또 당시는 아직 과학자들이 이런 고차원을 받아들일 정도로 분위기가 무르익지도 않았습니다. 더욱이 양자색역학이라는 강력한 경쟁이론이 등장하자 끈 이론은 더 이상 학계의 주목을 끌지 못하고 자취를 감추었습니다.

그런데 우리는 남부의 끈과 유사한 것을 오컬트화학에서 발견할 수 있습니다. 투시자들은 어떤 힘의 선이 각각의 아누로부터 나오고 있는 것을 목격했으며, 이 선이 아누와 아누들을 서로 연결하고 있는 것을 보았습니다. 이 힘의 선은 움푹하게 생긴 아누의 윗부분으로 들어와서는 뾰족한 아랫부분으로 빠져나갑니다. 필립스는 이 힘의 선들을 양자화된 자기력선을 운반하는 '비 아벨 닐센-올레센 보텍스(non-Abelian Nielsen-Olesen vortices)'라고 보았습니다. 비 아벨 닐센-올레센 보텍스는 초전도 성질을 가진 진공 속에 놓여 있는 일종의 자속(자기력선의 묶음)을 말합니다.

여러분은 초전도 현상 중에서 자기부양 효과를 보신 적이 있으실 겁니다. 자석 위에 초전도 물질이 둥둥 떠 있다거나 자기부상열차가 레일 위를 떠서 달리는 것이 그것입니다. 이런 현상은 마이스너 효과라는 것 때문에 일어나는데, 마이스너 효과란 초전도 물질이 외부에서 가해진 자기력선을 배격하는 현상을 말합니다. 보통의 도체는 자기력선이 그대로 통과하는 것을 볼 수 있습니다.

반면에 초전도체는 자기력선을 밀어 내고 있습니다. 그렇지만 초전도체가 항상 반자성 효과를 나타내는 것은 아닌데, 자기장의 세기가 어떤 임곗값을 넘어서면 초전도성이 사라지고 자기력선이 초전도체를 관통하게 됩니다. 그런데 이때 임곗값의 종류에 따라 두 가지 유형의 초전도체가 존재한다는 것이 1962년에 밝혀졌습니다. 제1종 초전도체에서는 임곗값이 하나입니다. 외부에서 가해지는 자기장의 세기가 임곗값 Hc에 이르자 갑자기 반자성 효과가 사라지는 것을 볼 수 있습니다.

한편 제2종 초전도체는 두 개의 임곗값을 가지고 있습니다. 외부 자기장의 세기가 첫 번째 임곗값 Hc1에 도달했을 때 초전도성은 완전히 사라지는 것이 아니라 서서히 사라집니다. 이때 자기력선은 초전도체를 부분적으로 통과하게 됩니다. 자기장의 세기가 더 강해져 두 번째 임곗값 Hc2에 도달했을 때에야 비로소 초전도성이 완전히 사라집니다.

제2종 초전도체가 두 임곗값 Hc1와 Hc2 사이에 있을 때를 '소용돌이 상태'라고 말합니다. 소용돌이 상태에 있는 제2종 초전도체에는 초전도성이 사라진 상전도 영역이 있게 되고, 초전도체를 관통하고 있는 이 상전도 영역을 따라서 가는 필라멘트들이 형성되는데 이 필라멘트들을 '동결자속(凍結磁束)'이라고 합니다. 이 자기력선들은 마이스너 효과에 의해서 주변의 초전도 영역으로부터 배격된 채 원통 형태의 소용돌이 관 내부에 갇혀 있습니다.

아누를 연결하고 있는 힘의 선들은 제2종 초전도 진공 속에 놓여 있는 일종의 동결자속과 같습니다. 그리고 아누는 단자극에 해당됩니다. 만약 단자극 주위의 공간이 고전적 개념의 절대진공이라면 단자극에서 방사된 자기력선은 모든 방향으로 발산할 것입니다. 그러나 초전도 진공 속에 침투되어 있는 단자극으로부터 방사된 자기력선은 마이스너 효과에 의해 주위의 초전도 진공으로부터 배격되면서 소용돌이 관 모양의 자속에 갇혀 있게 됩니다.

남부는 단자극의 쌍이 이러한 자기력선에 의해 영구적으로 함께 결합하여 있다고 주장하였습니다. 그는 쿼크를 단자극으로 보고, 중간자를 단자극의 쌍으로 봄으로써 중간자가 자유 쿼크로 붕괴할 수 없는 이유를 설명하였습니다. 그러나 만일 남부가 쿼크가 복합입자라는 것을 알았다면 조금 다른 모형을 내놓았을지도 모릅니다. 우리는 오컬트화학의 분석을 통해 쿼크가 세 개의 아누로 이루어진 복합입자라는 가정을 한 바 있습니다. 따라서 단자극은 쿼크가 아닌 아누이며, 남부의 끈 모형을 수정할 수 있습니다.

아누를 둘러싸고 있는 공간의 초전도 특성이라던가, 아누가 가진 자기적인 특성의 언급은 오컬트화학의 여러 곳에서 발견할 수 있으며, 『아누』라는 책에서도 인용되어 있습니다. 결론적으로 남부의 끈 모형은 오컬트화학의 관찰과 상당 부분 일치하고 있으며, 이 경우 아누는 단자극, 그리고 남부의 끈은 아누와 아누를 연결하는 힘의 선에 해당됩니다. 남부의 끈 이론과 초중력 이론이 결합한 초끈 이론은 입자들의 결합이 아닌 입자 자체를 기술하고 있습니다. 그런데 이 초끈은 아누와 상당한 유사성을 가지고 있습니다. 그리고 물론 그 첫 번째 유사성은 둘 다 끈으로 이루어져 있다는 사실입니다.

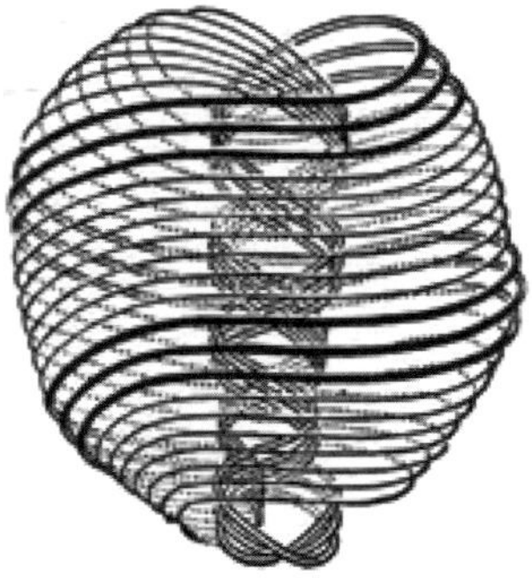

물질의 궁극의 입자 아누 (출처: 아누이야기)

아누를 잘 보면 모두 열 개의 끈이 전체적으로 어떤 형태를 취하면서 휘감고 있는 것을 볼 수 있습니다. 그렇지만 각각의 끈 하나는 위상적으로 닫힌 원형이 되는데, 이는 초끈 이론과 일치합니다. 원래 남부의 끈은 열린 형태의 끈 모형이었습니다.

초끈 이론도 초기에는 열린 끈이라고 생각하던 때가 있었는데, 1985년에 혼성 끈 모형이 나온 이후부터 초끈은 닫힌 끈이 옳다고 여겨지고 있습니다. 그런데 열 개의 끈 중에서 세 개는 좀 굵고 나머지 일곱 개는 좀 가늘죠? 이 두 세트의 끈들은 아누의 표면에서는 나란히 달리지만 아누 중심부분에서는 새끼줄 꼬듯이 서로 꼬여 있습니다. 그 어느 것이든 모두 다섯 바퀴씩 회전하고 있는데, 아누의 표면에서 두 바퀴 반, 아누의 중심에서 두 바퀴 반을 돌고 있습니다. 아래의 그림을 보면 더 잘 알 수 있습니다.

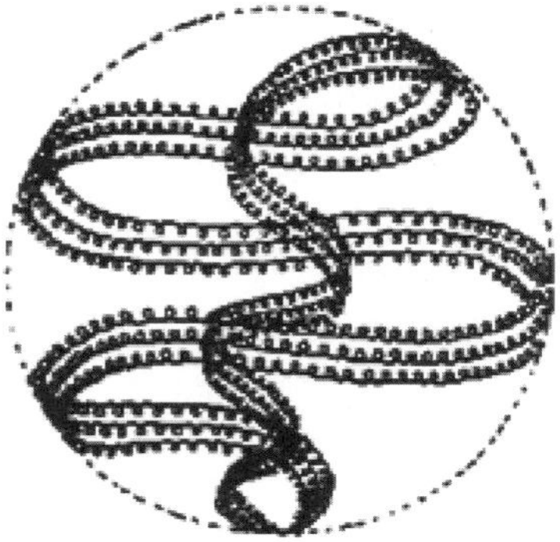

굵은 세 개의 끈 (출처: 아누이야기)

좀 더 굵은 세 개의 끈만 나타낸 것입니다. 끈 하나하나는 그 자체로 폐곡선을 이루고 있습니다. 그런데 한 가지 이상한 것은, 끈이 철삿줄처럼 미끈한 것이 아니라 스프링이나 코일처럼 되어 있는 것이 보입니다.

다음 그림을 보겠습니다.

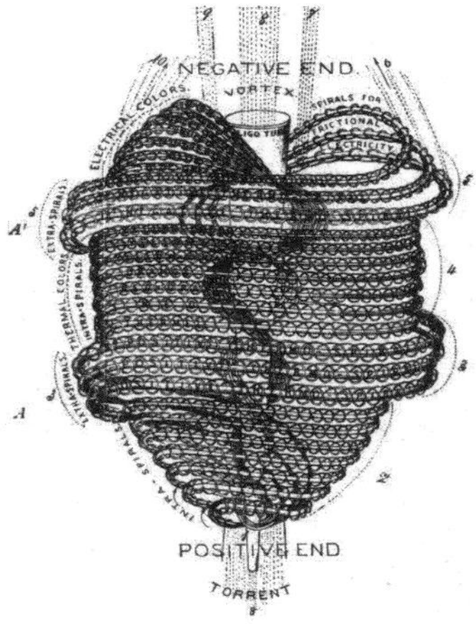

1885년 애드윈이 본 아누의 그림 (출처: 아누이야기)

이것은 애드윈 배비트라는 사람이 1885년에 『빛과 색의 원리』라는 책에서 묘사한 아누의 그림입니다. 그 역시 아누를 볼 수 있는 능력을 가지고 있다고 주장했는데, 애니 베산트와 찰스 리드비터도 물론 그의 책을 알고 있었습니다. 이 그림을 보면 코일 형태를 한 끈의 모습이 확연하게 드러납니다. 이 끈을 쭉 펴면 다음과 같은 닫힌 원이 되는데, 리드비터는 하나의 끈에 모두 1,680개의 코일이 있는 것으로 기록하였습니다. 코일 하나하나를 '스파릴라'라 부르고, 하나의 원을 이루는 1,680개 코일 전체를 '스파릴래'로 부릅니다.

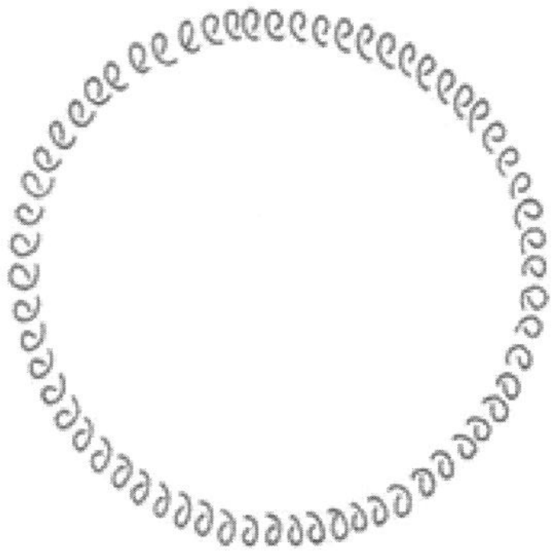

1차 스파릴래 (출처: 아누이야기)

그런데 이 스파릴래는 또다시 그 자신보다 더 작은 코일로 이루어져 있습니다. 즉, 첫 번째 스파릴래에 속한 하나의 코일은 7개의 더 작은 코일로 이루어져 있는데, 뒤의 것을 앞의 것과 구별하기 위해 제2차 스파릴래라 부릅니다.

이것은 여기서 그치는 것이 아니라 모두 여섯 차례나 계속됩니다. 즉 스파릴래 속에 스파릴래가 있고, 또 그 속에 스파릴래가 있기를 여섯 번이나 반복하는 것입니다. 다만 맨 마지막에는 코일 대신에 7개의 작은 구슬 같은 것이 있습니다.

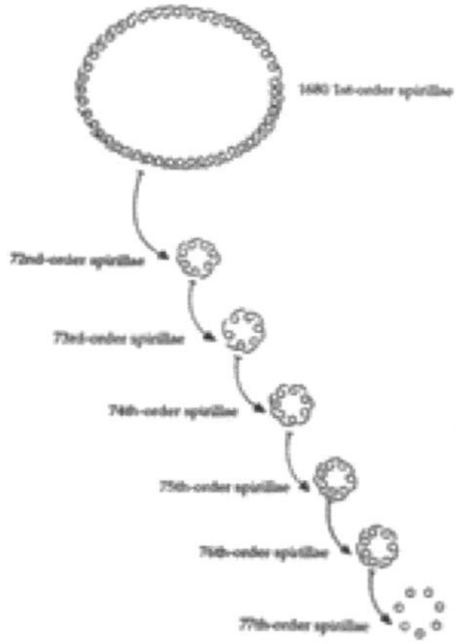

스파릴래의 구성 (출처: 아누이야기)

오컬트화학의 다음 그림이 이 다중 스파릴래의 개념을 전체적으로 보여 주고 있습니다.

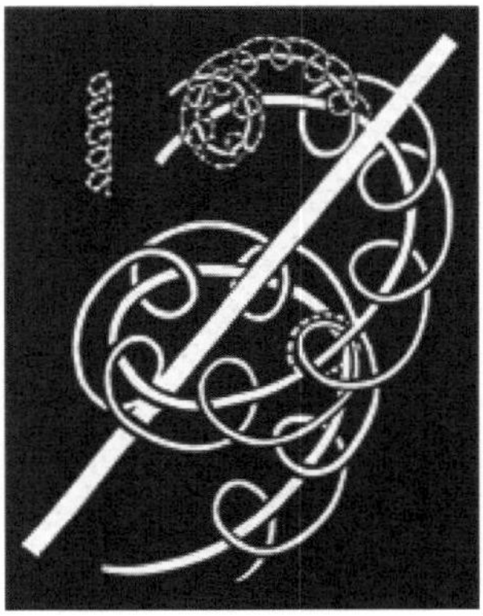

스파릴래 (출처: 아누이야기)

아누의 구조가 생각보다 훨씬 복잡한 것을 알 수 있습니다. 아누는 왜 이렇게 복잡한 구조를 하고 있을까요? 앞에서 끈 이론이 원래 26차원을 요구하고 있음을 언급한 적이 있습니다. 이것이 초끈 이론으로 되면서 10차원으로 줄어들었는데, 그래도 10차원은 우리가 인식하는 4차원 시공(3차원 공간+시간)에 비하면 여전히 많은 숫자입니다. 나머지 6차원은 어디로 간 것일까요?

일찍이 칼루자는 아인슈타인의 일반상대성 이론을 5차원으로 확장하면서 우리가 다섯 번째 차원을 볼 수 없는 이유를 다음과 같이 설명했습니다. 여기 아주 길고 가는 원통이 있는데, 그 단면은 여러분도 아시다시피 2차원의 면입니다. 그러나 이 원통을 아주 먼 거리에서 보게 되면 더 이상 원통으로 보이지 않고 마치 1차원의 선처럼 보입니다. 즉, 원통이 워낙 작기 때문에 원통을 볼 수 없는 것입니다. 마찬가지로, 다섯 번째 차원도 아주 작은 공간에 이 원통처럼 말려 있어서 우리가 보지 못한다는 것입니다.

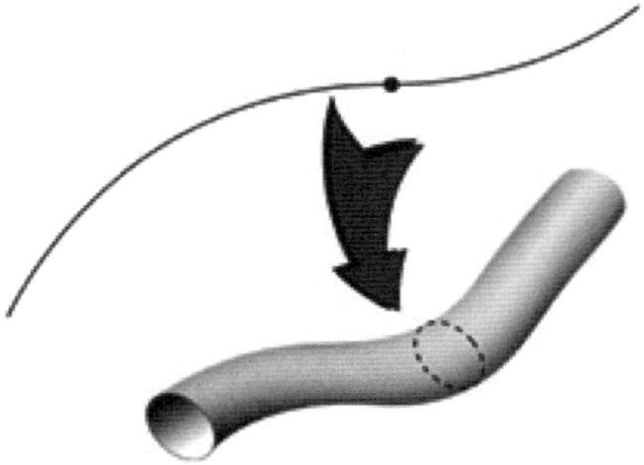

숨겨진 차원 (출처: 아누이야기)

이와 똑같이 초끈 이론에서도 여분의 차원이 아주 작게 축소되어 미세한 영역에 말려 있기 때문에 우리 눈에 보이지 않는다고 설명합니다.

즉, 4차원 시공을 제외한 나머지 여섯 개의 차원들은 작게 뭉쳐져서 소립자의 '내부공간'에 갇혀 있다고 보는 것입니다. 초끈 이론가의 한 사람인 에드워드 위튼은 이 여분의 차원을 축소한 결과 '칼라비-야우 다양체'라는 기묘한 공간이 된다고 하였습니다.

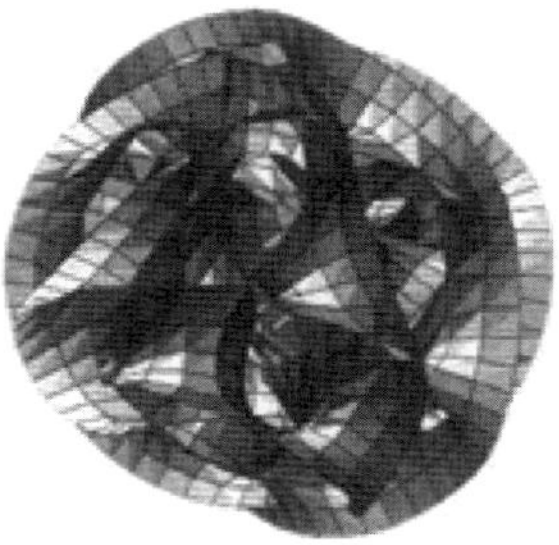

칼라비-야우 다양체의 한 예 (출처: 아누이야기)

과연 축소된 6차원의 공간은, 그리고 초끈은 어떤 형태를 하고 있을까요?

여기에 대한 해답을 아누에서 한번 찾아보겠습니다. 흥미롭게도 아누의 나선은 스파릴래의 구조로 되어 있고, 이 스파릴래는 다시 그다음 단계의 더 작은 스파릴래로 이루어지는데, 모두 여섯 차례나 이 과정이 반복되고 있습니다. 그리고 이것은 축소된 6차원 공간의 초기 모델 중 하나였던 6차원 토러스 모형과 매우 흡사합니다. 하버드의 쿰룸 바파가 제안한 이 6차원 토러스 모형에 따르면 각각의 차원은 1차원의 원이며,

초끈은 각각의 원형 차원의 주위를 몇 차례씩 감고 있는 것으로 묘사됩니다. 원 둘레를 나선이 감고 있으면 토러스 형태가 됩니다.

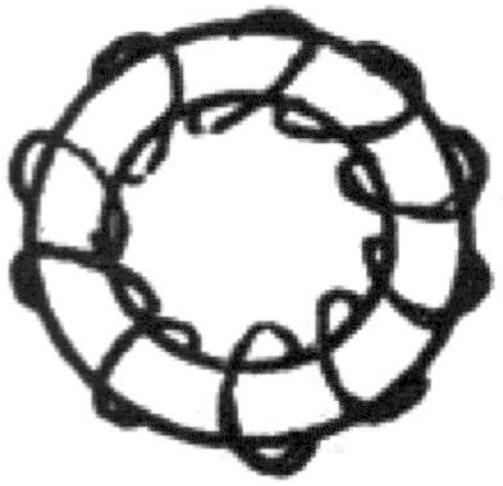

원형 차원의 주위를 감고 있는 초끈 (출처: 아누이야기)

아누의 각 스파릴래 역시 토러스의 표면을 감싸고 있는 형태로 되어 있습니다. 제1차 스파릴래를 쭉 펴서 늘이면 긴 원의 주위를 돌고 있는 1,680개의 코일이 토러스 형태를 하고 있습니다. 제1차 스파릴래의 하나의 코일(스파릴라)은 그다음 스파릴래를 위한 원형 차원이 되며, 이 원형 차원의 주위를 그다음 차원에 속하는 제2차 스파릴래의 7개의 코일이 토러스 형태를 이루며 감고 있습니다. 이 과정이 제7차 스파릴래에 이를 때까지 여섯 번 반복이 되며, 각각의 스파릴래는 모두 이런 토러스 형태를 만들고 있습니다.

6차원 토러스 모델에서 각각의 차원은 모두 1차원의 원인데, 각각의 스파릴래는 완전히 쭉 펴서 늘이면 다름 아닌 이 1차원의 원형 끈이 되는 것을 알 수 있습니다. 또 6차원 토러스 모형에서 각 차원의 원형 끈들은 그다음 차원의 원형 끈들과 수직을 이루고 있습니다. 아누 역시 각각의 스파릴래는 그다음 차수의 스파릴래와 수직을 이루고 있으며,

리드비터도 이러한 사실을 언급한 적이 있습니다.

결국, 초끈의 6차원 토러스 모형은 아누의 구조와 놀라울 정도로 일치하고 있는 것을 알 수 있습니다. 둘 다 모두 닫혀 있는 1차원의 끈으로 되어 있다는 점, 모두 6개의 원형 차원 주위를 그다음 차원의 끈이 토러스 형태를 이루며 감기어 있다는 점, 그리고 이 원형 차원들은 서로 수직을 이루고 있다는 점 등이 지적할 수 있는 공통점입니다. 한편, 초끈의 크기는 10^{-33}㎝ 정도로 추정되고 있습니다. 아누가 초끈이라면 당연히 아누의 크기 역시 10^{-33}㎝가 아닐까 생각합니다. 10^{-33}㎝는 양성자보다 무려 1,020배나 작고, 고에너지 입자물리학에서 실험으로 탐구할 수 있는 영역보다도 1,015배 이상 작은 크기입니다.

그런데 '플랑크 길이'라고도 불리는 이 영역은 정상적인 시공 개념이 붕괴되는 지점이며, 또 양자요동이 일어나는 영역이기도 합니다. 즉, 이렇게 작은 영역에서는 고전적인 물리 이론이 들어맞지 않고 양자터널링 현상 등 온갖 기이하기 그지없는 양자역학적 효과들이 극대화됩니다.

일반상대성 이론과 초중력 이론과 같이 중력을 다룬 기존의 이론들은 입자를 점 입자로 다루었기 때문에 이런 양자역학적 효과들을 고려하지 않았지만, 초끈 이론에서는 입자를 점 입자가 아닌 확장체, 즉 끈으로 보고 있으므로 양자역학적 효과들을 고려하지 않으면 안 됩니다. 투시자들 역시 아누의 내부에서 일어나는 격렬한 활동성을 용광로에 비교하며 양자 요동 현상을 연상케 하는 언급을 한 적이 있습니다. 과연 이것은 어떤 물리적 의미가 있을까요?

신지학이나 오컬트에선 원자를 '라야 센터'라고도 부릅니다. 이것은 일종의 통로 개념입니다. 라야는 사라진다는 의미의 산스크리트어인데, 따라서 라야 센터는 사물이 '소멸하는 지점', 또는 '소멸하는 중심'이란 뜻을 가지고 있습니다. 하지만 이렇게 사라진 사물은 그냥 무(無)로 돌아가는 것이 아니라, 다른 존재의 차원에서 새로운 형태의 에너지로 나타납니다.

즉, 한쪽에서 볼 땐 사라지지만 다른 한쪽에서 볼 때는 나타나는 것입니다. 그러므로 라야 센터는 통로는 통로인데, 일반 파이프와 같은 통로가 아니라 차원과 차원을 연결하는 초공간적인 개념의 통로입니다. 이런 통로를 물리에서는 웜홀이라고 합니다. 라야는 또 이 우주의 원인적인 힘이 '공간 속에 판 구멍'이라고 말해집니다. 이 구멍을 통해 상위 차원의 에너지가 하위 차원의 계로 들어오고 나가고 하는데, 오컬트 화학에서도 아누를 통해 4차원의 힘이 쏟아져 들어온다는 표현을 쓰고 있습니다.

'공간 속의 구멍', 이것은 다름 아닌 블랙홀입니다. 물질과 에너지가 빠져나가면 블랙홀, 그리고 물질과 에너지가 쏟아져 나오면 화이트홀, 그리고 이 블랙홀과 화이트홀을 연결하는 것이 웜홀입니다. 그러나 블랙홀과 화이트홀이 서로 떨어져 있거나 별개의 존재는 아닙니다. 이것은 에너지가 빠져나가는 쪽에서 바라보느냐 아니면 에너지가 쏟아져 들어오는 쪽에서 바라보느냐에 따라 블랙홀이냐 화이트홀이냐가 결정되는 것이지, 블랙홀이나 화이트홀, 그리고 웜홀은 모두 하나의 존재입니다. 그렇다면 아누를 하나의 블랙홀이라고 볼 수 있을까요? 그렇습니다.

블랙홀은 몇백만 광년 떨어진 우주공간이나 은하계 중심에서만 발견할 수 있는 것이 아닙니다. 어쩌면 소립자 규모의 매우 작은 블랙홀이 존재할 수도 있는데, 이것을 양자블랙홀 또는 미니블랙홀이라고 부릅니다. 예를 들어 블랙홀과 웜홀이라는 명칭을 처음으로 사용한 존 휠러는 미세한 공간 속에서 나타났다가 사라지는 미니블랙홀과 미니화이트홀의 존재를 가정하였으며, 서로 반대 부호의 전하를 가진 입자쌍을 웜홀의 양쪽 끝에 해당하는 것으로 보았습니다.

한편 스티븐 호킹은 양자론을 블랙홀에 적용한 결과 블랙홀이 입자나 복사를 방출한다는 사실을 깨달았습니다. 다른 누군가가 호킹에게 이 이야기를 했을 때 호킹도 처음에는 믿지 않았는데, 일단 블랙홀에 들어간 것은 그 어떤 것도 빠져나올 수 없다고 모두가 믿고 있었기 때문입니다. 결국 이 현상은 '호킹 복사'로 알려지게 되었는데, 호킹 복사를 통하여 지속적으로 에너지를 방출한 블랙홀은 차츰 증발하여 소립자의 규모까지 축소되고, 나중에는 양자효과의 지배적인 영향을 받아 블랙홀과 입자를 구별하기 어려운 지경에까지 이릅니다. 그런데 이런 현상이 나타나는 크기, 즉 양자블랙홀이 존재하는 영역은 10^{-33}㎝, 플랑크 길이의 영역입니다. 이것은 초끈과 아누의 크기이기도 합니다. 그런데 흥미롭게도 초끈 이론 역시 양자블랙홀의 존재를 예언하고 있습니다.

바로 끈 상태가 일종의 블랙홀이라는 것입니다. 그리고 이 경우에, 초끈은 원뿔주름 형태의 특이점을 가지고 있습니다. 특이점은 상대성이론이라든가 기존의 물리법칙이 전혀 통용되지 않는 곳이며, 바로 블랙홀의 중심에 해당됩니다. 일반적으로 블랙홀은 블랙홀의 경계라 할 수 있는 사건의 지평선과 특이점으로 구성되어 있습니다.

만약 아누가 블랙홀이라면, 그것은 케르-뉴만 형식의 블랙홀이라고 보입니다. 다시 말하면 블랙홀에도 여러 종류가 있다는 이야기인데, 가장 기본적인 유형의 블랙홀로 슈바르츠실트 블랙홀이라고 합니다. 이 슈바르츠실트 블랙홀은 회전을 하지 않습니다. 반면에 회전하고 있는 블랙홀을 케르 블랙홀이라고 합니다. 사실 케르 블랙홀이 슈바르츠실트 블랙홀보다 더 일반적이라고 할 수 있는데, 블랙홀의 모체가 되는 대부분의 천체는 회전을 하고 있기 때문입니다.

케르 블랙홀은 조금 더 복잡한 구조를 하고 있는데, 사건의 지평 둘레에는 정지한계라는 표면이 있고 이 정지한계와 사건지평 사이의 영역에는 작용권이 있습니다. 그리고 사건의 지평도 외부 사건지평과 내부 사건지평, 두 개로 이루어집니다. 또 케르 블랙홀에서는 특이점이 고리 형태를 하고 있는데, 이를 고리 특이점(Ring Singularity)이라고 부릅니다. 케르 블랙홀이 전하를 가지고 있을 경우 케르-뉴만 블랙홀이 됩니다.

즉 케르-뉴만 블랙홀은 회전하고 있는 동시에 전하를 가진 블랙홀이라 할 수 있는데, 그 구조는 케르 블랙홀과 유사합니다. 그런데 아누는 전자기적인 속성을 가지고 있을 뿐만 아니라 매우 빠른 속도로 회전하고 있습니다. 따라서 아누가 블랙홀에 해당한다면, 질량뿐만 아니라 회전과 전하의 속성을 모두 갖는 케르-뉴만 블랙홀 유형에 해당할 것으로 보는 것입니다.

호킹은 플랑크 규모의 블랙홀을 검토하면서 특이점 자체에도 의문을 품었습니다. 즉 양자효과의 영향을 받는 양자블랙홀의 특이점은 하나의 점으로 표현할 수 있는 것이 아니라, 주위 공간에 넓게 퍼져 있다고 해야 할 것입니다. 이런 생각을 뒷받침할 수 있는 이론은 현재로선 초끈 이론밖에 없습니다. 블랙홀이 혹 끈의 형태를 하고 있는 것은 아닐까요?

아누가 초끈이자, 동시에 블랙홀입니다. 물리학자들 역시 초끈을 일종의 블랙홀로, 또는 블랙홀을 일종의 끈 상태로 간주하여 생각하기 시작하였습니다. 인간도 홀로그램과 프랙털 원리가 적용되고, 아누가 모인 작은 블랙홀이라고 한다면 핑거다우징이 가능한 것은 피부가 일종의 사건의 지평선으로 작용한 것이기 때문은 아닐까요?

한편 일부 물리학자들은 입자를 일종의 소용돌이, 또는 보텍스 상태로 보았습니다. 케르-뉴만 유형의 양자블랙홀과 6차원 토러스 초끈 모형, 그리고 여기에 보텍스가 합쳐진다면? 그것은 다름 아닌 아누의 형태가 될 것입니다.

이제까지 우리는 아누가 물질의 궁극원자이며, 쿼크의 하부입자이자, 블랙홀인 동시에 초끈임을 간단히 살펴보았습니다. 물론 이것으로 완벽한 검토와 증명이 이루어진 것은 아니며, 기존의 이론을 대체하거나 모순 없이 잘 설명하기 위해선 더 많은 연구와 고찰이 있어야 할 것입니다.

이번에는 아누와 초끈 이론을 좀 색다른 차원에서 접근해 보겠습니다. 초끈 이론은 이제 막 걸음마를 시작한, 아직 유아 단계에 있는 이론입니다. 초끈 이론가들도 초끈 이론이 우연한 기회에 발명되었으며, 심지어 그 밑바탕에 깔린 물리적 의미도 제대로 이해되지 못한 채 다루어지고 있다고 말하고 있습니다. 많은 사람들이 초끈 이론을 두고 20세기에 떨어진 21세기의 물리학이라는 비유를 하곤 했었는데, 그렇게 표현한 한 가지 이유는 아직 초끈 이론을 제대로 기술할 수 있는 수학 이론이 발명되지 않았기 때문입니다.

초끈 이론의 최전선에선 물리학자와 수학자의 구별이 없어지고 만화 같은 일들이 벌어지고 있다고 합니다. 아직 발견되지 못한 미래의 수학은 우리의 상식이나 관념을 훨씬 뛰어넘는 것이 될지도 모릅니다. 그런데 어쩌면 더 재미있는 일들이 앞으로 물리학의 최첨단에서 벌어지지 않을까 하고 있습니다.

그것은 바로 미래와 고대의 만남이며, 최첨단 물리학과 고대 현자들이 가르쳤던 신비철학의 절묘한 랑데부입니다. 최고의 물리 이론은 물론 초끈 이론이며, 신비 철학의 정수는 카발라라고 부르는 전승 체계 속에 녹아 있습니다. 전혀 어울릴 것 같지 않은 이 두 가르침의 랑데부를 점치는 이유는, 초끈 이론의 핵심에 수학이 놓여 있으며, 카발라의 핵심 또한 수학이기 때문입니다.

수학이 만물의 근본이라고 가르쳤던 최초의 철학자는 피타고라스입니다. 피타고라스학파는 과학과 종교를 서로 다른 것으로 보지 않았으며, 수를 자연에 내재하는 신성한 본질로 여겼습니다. 인간은 누구나 우주를 지배하는 보편적인 원리를 이해함으로써 그의 신성한 본질에 다가갈 수 있는데, 여기에서 우주란 수학적인 조화를 이루고 있는 질서정연한 세계를 의미하는 것으로, 따라서 수는 모든 만물의 원리이자 근원이라고 보는 것입니다. 우주를 일컫는 '코스모스(cosmos)'란 단어 자체가 피타고라스가 창안한 것입니다.

그러므로 수를 종교적인 의미와 과학적인 의미를 동시에 가지고 있는 것으로 보았던 피타고라스학파의 관점을 이해하지 않고는 피타고라스 수학의 참원리를 알 수 없습니다. 수는 형이상학적인 의미를 가지고 있으며, 또 기하학적인 형태로도 표현될 수 있는 성질의 것이었습니다. 피타고라스의 여러 가르침 중에서도 가장 중요하고 기본적인 도형 중의 하나가 테트락티스인데, 피타고라스학파의 제자들은 이 도형 속에서 수학을 통해 만물을 이해할 수 있는 가능성을 보았고, 또 이 도형에 대고 입문의 맹세를 하였다고 합니다.

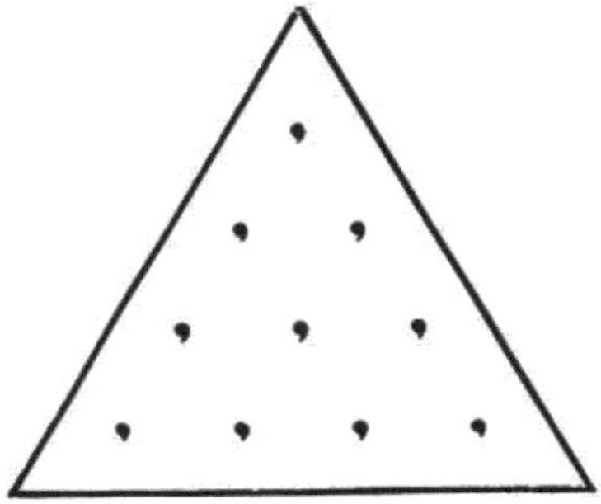

테트락티스, 물질의 궁극원자 아누

테트락티스는 단순히 '1+2+3+4=10'이라는 산술적 의미를 나타낸 것이 아닙니다. 모나드에 해당하는 1은 합일의 원리를 나타내며, 듀어드에 해당하는 2는 만물의 분화를 상징하는 이원성을, 그리고 트리아드에 해당하는 3은 분화되지 않은 모나드와 무한분열하는 듀어드의 양극성을 제어하고 조화시킴을 나타내는 수입니다. 또 이 테트락티스는 신을 표현하고 있습니다. 감히 발성할 수 없는 신성한 신의 이름을 고대 히브리인들은 네 개의 자음으로 표현했는데, 히브리어로 'יהוה'(Yod He Vou He)'라 표기합니다. 이 신성한 네 개의 문자(테트라그라마톤이라 함)를 테트락티스의 형태로 배열하면 다음과 같이 됩니다.

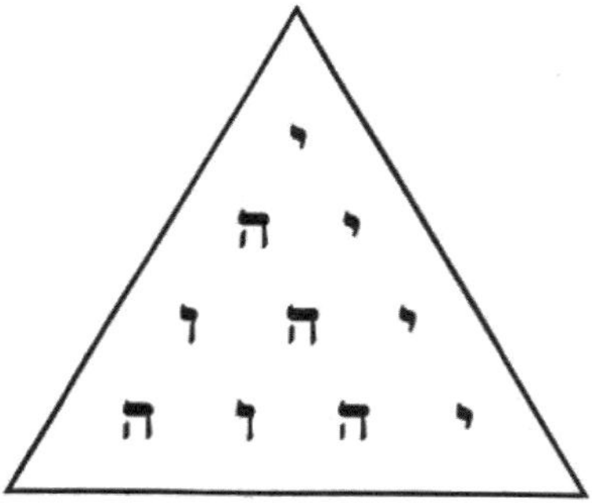

테트락티스와 테트라그라마톤

히브리어는 각 알파벳마다 고유의 숫자값을 가지고 있습니다. 이 숫자값들은 중요한 의미를 가지고 있으며, 그 값은 다음과 같습니다. 테트락티스에 배당된 이들 문자의 숫자값을 모두 합하면 72가 되는데, 이것은 신의 72가지 위대한 이름을 나타냅니다.

10

5 10

6 5 10

5 6 5 10

10 + 15 + 21 + 26 = 72

테트라그라마톤을 구성하는 숫자들의 합

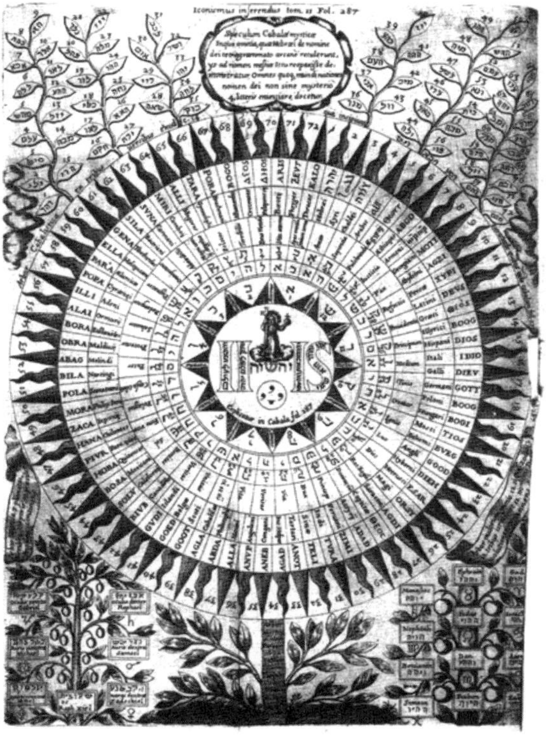

신의 72 이름 (출처: houseoftruth)

피타고라스는 단순한 수학자나 철학자(철학자라는 용어도 피타고라스가 처음 사용한 말입니다)가 아닙니다. 피타고라스는 고대 그리스의 종교인 오르피즘과 엘레우시스 비의 등을 두루 섭렵한 고대 신비 지혜의 입문자였으며, 스승인 탈레스의 권유로 이집트를 여행하고 바빌로니아와 인도 등지도 둘러보았습니다. 피타고라스는 이집트에서 이시스의 신비에 입문하였으며, 칼데아와 브라만의 가르침도 접했던 것으로 보입니다. 한마디로 피타고라스의 지혜는 그 당시 존재했던 신비 학교들의 총합이었다고 해도 과언이 아닙니다.

그런데 피타고라스학파가 만물의 본질을 설명하고 있다고 보았던 이 테트락티스의 10개의 점은 초끈의 차원수와 일치합니다. 또한 10은 피타고라스학파가 완전수라고 보았던 숫자이기도 합니다. 과연 테트락티스와 초끈 이론 사이에 실제로 어떤 연결고리가 존재하는 것일까요?

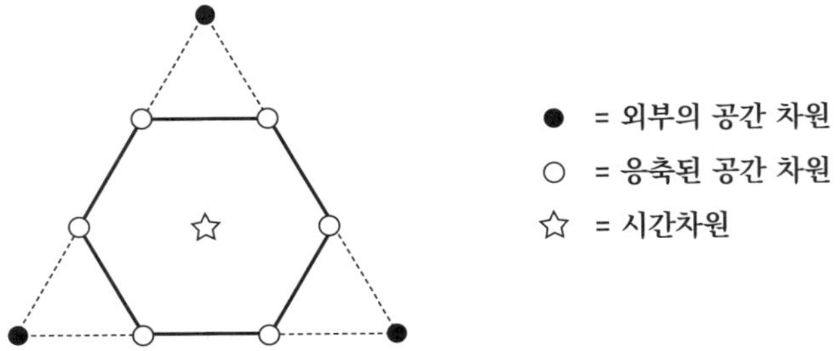

테트락티스와 초끈의 차원

스티븐 필립스가 최근 여기에 관한 많은 연구를 했습니다. 그는 중앙의 점을 둘러싼 여섯 개의 점이 초끈의 응축된 차원에 해당된다고 보았고, 가장 외곽에 있는 삼각형의 세 꼭짓점은 초끈이 움직여 나가는 외부의 3차원 공간으로 보았습니다. 중앙의 한 점은 시간을 나타냅니다.

이번에는 테트락티스의 모든 점들을 아래와 같이 연결해 봅시다. 모두 아홉 개의 작은 삼각형이 형성되는데, 내부의 삼각형 여섯 개와 외부의 삼각형 세 개가 각각 초끈 내부의 6차원 공간과 외부의 3차원 공간 등 모두 아홉 개의 공간차원을 상징하고 있습니다. 또 내부의 여섯 점들과 중앙의 한 점을 연결하면 정육면체 형상이 도출이 되며, 여섯 개의 점들을 서로 엇갈리게 연결하면 육각형의 별이 만들어집니다. 고대의 신비 철학자들은 정육면체와 육각별을 만드는 데 쓰인 이 일곱 개의 점들을 창조의 일곱 날에 나오는 엘로힘으로 보았으며, 중앙의 점을 창조의 제7일, 즉 안식일에 해당하는 것으로 여겼습니다. 한편 외곽에 있는 세 개의 점은 겉으로 드러나지 않은 원인적 우주를 상징했습니다. 어떻게 보면 여섯 개의 응축된 차원이 초끈이라는 물질적 기초를 만들어 우주의 현현을 가능하게 했다는 점에서 이런 유추가 일리가 있는 것 같습니다.

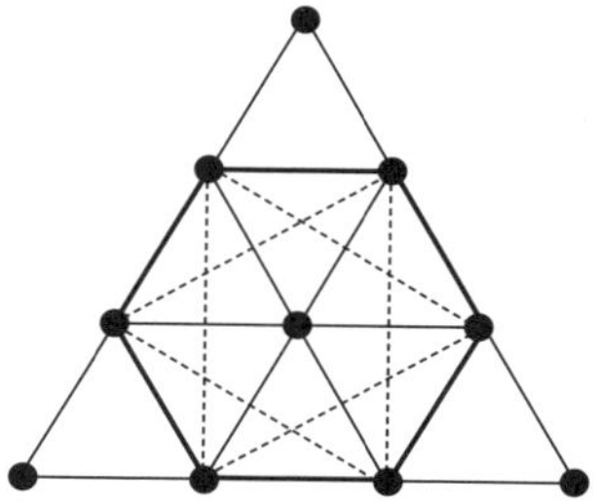

정육면체와 육각별의 형성

또 테트락티스는 입체적인 형상의 기초로 생각되기도 합니다. 모두 네 개의 줄 각각에 있는 하나, 둘, 셋, 네 개의 점은 차츰 차원의 수를 더해 가면서 가장 기본적인 입체 형상인 정사면체가 되는데, 이때 이 형상들을 구성하는 모든 기하학적 요소들을 더하면 26이라는 숫자가 도출됩니다.

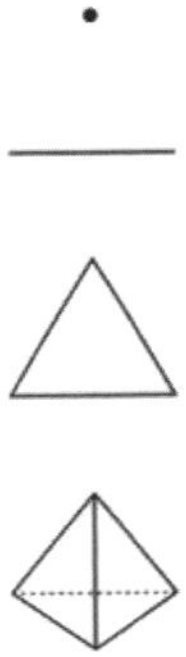

	꼭짓점	선	삼각형(면)	사면체	요소들의 합
점	1	0	0	0	1
선	2	1	0	0	3
삼각형	3	3	1	0	7
사면체	4	6	4	1	15
총계					26

26이라는 숫자는 테트락티스의 각 줄에 있는 점의 수에 대해 조합의 수를 구해도 나옵니다.

	갯수 = n	조합의 수 = $2^n - 1$
A	1	$2^1 - 1 = 1$
B C	2	$2^2 - 1 = 3$
D E F	3	$2^3 - 1 = 7$
G H I J	4	$2^4 - 1 = 15$
		합계 = 26

테트락티스를 구성하는 점들의 조합의 수

26은 또 2의 첫 네 승수까지를 다음 두 가지의 테트락티스의 형태로 배열했을 때에도 도출이 됩니다.

2^0	=	1
$2^0 \quad 2^1$	=	3
$2^0 \quad 2^1 \quad 2^2$	=	7
$2^0 \quad 2^1 \quad 2^2 \quad 2^3$	=	15
합계	=	26

2^3	=	1×2^3	= 8	16
$2^2 \quad 2^2$	=	2×2^2	= 8	
$2^1 \quad 2^1 \quad 2^1$	=	3×2^2	= 6	10
$2^0 \quad 2^0 \quad 2^0 \quad 2^0$	=	4×2^1	= 4	

2의 승수의 테트락티스 배열

26이라는 숫자가 어떤 의미를 가지고 있냐고요? 26은 바로 본래의 끈 이론이 가지고 있던 26차원을 나타냅니다. 이것을 보존 유형의 끈이라고 하는데, 이 보존 유형의 끈은 26차원에서 기술됩니다. 보존 유형의 끈은 스핀이 없으며, 스핀을 가진 초끈이 비로소 10차원에서 기술되는 것입니다. 그러므로 테트락티스가 26이라는 숫자를 도출해 보여 주는 것은 근원적인 차원에서 우주가 26차원의 원리를 따르고 있다는 것을 암시함과 동시에, 초끈 이론과의 관련성에 더욱 주목을 하게끔 만드는 것입니다. 특히 2의 승수의 두 번째 형태(b)의 배열은 4차원 시공과 응축된 초끈의 6차원을 상징하고 있어 더욱 의미심장합니다.

만약 테트락티스만이 초끈 이론의 차원과 어떤 유사성을 보인다면 일종의 짜맞추기나 우연의 일치라고 사람들은 몰아세울 것입니다. 그러나 우리는 또 다른 상징으로부터 훨씬 더 많은 유사성을 발견할 수 있는데, '생명의 나무'라고 불리는 카발라의 핵심 상징입니다.

한편, 초끈 이론은 1995년에 M(Membrane, Matrix, Mother) 이론이 나오면서 제2차 혁명을 맞았습니다. M 이론에서 10차원은 초중력 차원을 포함한 11차원으로 증가하고, 1차원의 선이라고 생각되었던 끈은 다시 보다 높은 차원의 어떤 구조를 가지는 것으로 여겨집니다. 비유를 들어 말하자면 2차원의 막이 아주 작게 말려 있어서 1차원의 선처럼 보이는 것으로 이야기됩니다. 이 아이디어는 더욱 확장되어 12차원의 F(Father) 이론과 아예 끈은 p-차원의 막으로 이루어졌다는 p-brane 이론 등이 등장하기에 이릅니다. 그런데 스티븐 필립스는 베산트와 리드비터의 관찰 결과가 이들 이론을 뒷받침하는 것으로 해석하고 있어 흥미를 끕니다.

앞에서 보았듯이 아누를 이루는 나선은 6차원 토러스 모형을 따라 제1차 스파릴래로부터 제7차 스파릴래까지에 이르는 구조로 되어 있습니다. 그런데 제7차 스파릴래가 제6차 스파릴래를 이루고, 제6차 스파릴래는 제5차 스파릴래를, 제5차 스파릴래는 제4차 스파릴래를 이루는 식으로 되어 있어 결국 마지막 스파릴래인 제7차 스파릴래가 아누를 이루는 실체에 해당됩니다. 그럼 제7차 스파릴래는 무엇으로 되어 있을까요? 제7차 스파릴래가 7개의 구슬 같은 것으로 되어 있다고 표현했는데, 오컬트화학에서는 이를 거품이라고 표현했습니다. 즉 그 내부가 비어 있다는 것입니다. 그렇지만 이 거품은 비눗방울과 같이 막의 내부표면과 외부표면이 있는 것이 아니라, 물속의 공기방울과 같이 막의 내부표면과 외부표면의 구분이 없는 상태입니다.

즉, 주위의 공간은 무엇인가로 꽉 차 있고, 이 꽉 찬 공간의 비어 있는 상태가 거품이라는 이야기인데, 주위의 꽉 찬 공간을 오컬트화학에선 '코일론'이라고 부릅니다. 코일론 속의 텅 빈 거품이 제7차 스파릴래와 아누라는 입자를 이루고 있는 기초입니다. 이것은 우리의 상식과 완전히 반대되는 개념입니다. 우리가 비어 있다고 믿었던 공간은 사실은 꽉 차 있으며, 단단한 실체로 채워져 있다고 믿었던 물질은 사실은 비어 있었던 것입니다.

그런데 투시자들은 이 거품이 무차원의 점이 아닌 구형이라고 진술하고 있는 것입니다. 거품이 표면을 가지고 있다는 것은 초끈 이론이 예상한 10차원보다 최소한 둘 이상의 차원이 더 존재한다는 것을 암시하는 것입니다. 더욱이 필립스의 주장에 따르면 놀랍게도 이 거품은 구형이 아닌 토러스의 형태라고 합니다. 필립스는 몇 년 전 토론토에서 강의를 하던 도중 투시능력을 지닌 한 승려를 만나게 되었는데, 그 이후에 두 사람은 공동연구를 하고 있으며, 그 승려의 관찰 결과 거품의 표면이 토러스의 형태였다는 것입니다.

필립스는 초끈이 11-brane이라고 가정하였습니다. 앞의 우주 생명나무에서 보듯이 초끈은 10차원에서 일단 하나의 차원의 벽을 이루고 다시 26차원으로 확장되는 것 같습니다. 한편, 초끈 이론은 그림자 물질과 그림자 세계의 존재를 예측하고 있습니다. 본래 초끈의 초(super)는 초대칭(super-symmetry)에서 따온 것인데, 초중력 이론을 비롯한 초대칭 이론들은 이 우주에 아직 검출되지 않은 수많은 초대칭 입자들이 존재해야 한다고 보고 있는 것입니다. 현대 우주론에서도 정상보다 빠른 천체의 회전속도 등 암흑물질을 가정하지 않으면 풀리지 않는 문제가 많이 있습니다. 엄청난 양의 암흑물질을 필요로 하는 빅뱅 이론을 부정하긴 했으나, 그렇다고 해서 암흑물질의 필요성이 완전히 없어지는 것은 아닙니다.

스티븐 필립스의 가설에서 11-brane의 초끈은 26차원 중 초끈의 10차원 시공과 초중력 차원 1차원을 제외한 15차원과의 연관에 따라 보통의 물질이 되느냐 그림자 물질이 되느냐가 결정됩니다. 즉 이 15차원은 10차원과 5차원의 공간으로 분화되는데, **초끈이 이 중 10차원의 공간을 따라 감기면 10개의 끈을 가진 보통의 물질(즉 아누)이 되고, 5차원의 공간을 따라 감기면 5개의 끈을 가진 그림자 물질이 된다는 것입니다.** 이 그림자 물질은 아누와 달리 두꺼운 나선(주나선)이 2개이고, 가는 나선(부나선)은 3개일 것으로 필립스는 추정하였습니다.

그림자 물질은 초중력 차원을 통하여 중력으로만 보통의 물질과 작용하며, 이는 암흑물질이 중력으로밖에 검출되지 않은 사실과 일치합니다. M 이론에서 예견하는 초중력 차원은 생명의 나무에서 '다트'라고 불리는, 보이지 않는 11번째 세피라 아닌 세피라에 해당한다고 볼 수 있습니다.

26차원에 해당하는 신의 이름 YHVH의 숫자값도 이상과 같은 차원의 분화와 일치하여 필립스의 가설에 무게를 더합니다.

VH는 11-brane의 초끈(super string)을, YH는(E8×E8') 혼성 끈 이론(heterotic string theory)을 나타내는데, **10차원을 따르는 것은 보통의 물질, 5차원을 따르는 것은 그림자 물질이 됩니다.**

한편, 그림자 물질은 신지학 등에서 말하는 에텔 물질에 해당하는 것이 아닌가 합니다. 필립스는 신지학자들이 잘못된 가정과 실수를 범하고 있을 가능성을 여러 차례 지적하였는데, 초원자를 보통의 원자로 본 점, 물질계의 일곱 하부계를 고체와 액체, 기체 등으로 본 점, 그리고 핵자와 소립자의 상태를 에텔계로 본 것 등이 대표적인 오류의 예입니다.

초끈 이론은 생명나무라는 우주의 원형이 마이크로의 세계에 적용된 한 예에 지나지 않습니다. 그리고 앞에서도 살펴보았듯이 26차원 시공은 우주 물질계의 이야기에 불과합니다. 즉, 초끈 이론은 그것이 완성되더라도 우주 물질계라는 한정된 일부분만을 설명한 것에 지나지 않는다는 것입니다. 과연 우주 초물질계에 해당하는, 우주 물질계를 넘어선 무엇인가가 또 있는 걸까요? 우주는 26차원 그 이상의 것일까요? 만일 그러한 초월계가 존재한다면 정말 우리의 상상을 넘어서는 어마어마한 이야기가 아닐 수 없습니다. 여러 비교 전통에서도 그러한 차원의 인식은 인간의 한계를 넘어서 있다고 하였습니다. 그렇게 보면 과학은 제아무리 위대해 보여도 이제 겨우 우주 물질계의 하부계들을 이해해 가기 시작하는 아주 초보적인 과정에 있을 뿐입니다. 우리는 우주에 대한 근본적인 이해에 언제쯤 도달할 수 있을까요? 아마도 우리는 그 끝에 영원히 도달하지 못할지도 모릅니다. 어쩌면 그 끝이라는 것 자체가 존재하지 않을지도 모르지요. 그러나 과거부터 인류에게 주어졌던 초인간적인 지혜를 바탕으로 한다면, 우주의 근원에 대한 추론이 전혀 불가능한 것만은 아닙니다.

코일론이라는, 무한한 밀도의 시공간 조직 속에서 아누와 물질의 기초가 되는 거품을 생성시키고 유지시키는 힘은 무엇일까요? 신지학에서는 그것을 '포하트'라고 합니다. 포하트는 모든 물리적인 에너지의 통합적인 힘, 즉 초힘(super-force)이라고 할 수 있으며, 모든 힘은 고차원에서 통합되고 단순해진다는 공리와도 부합하는 개념입니다. 코일론은 에테르의 개념이라고 보아도 무방합니다.

즉, 포하트는 코일론이라는 공간의 에테르 속에서 물질을 만들어 내는 원인적인 힘에 해당하는 것입니다. 고대의 신화나 가르침 속에서도 에테르에서 출몰하는 물질의 개념을 찾아볼 수 있습니다. 예를 들어 이집트의 아툼 신앙에서는 신 아툼(Atum)이 모든 신의 어머니인 눈(Num)으로부터 태어났는데, 눈은 '원초적 물'을 상징합니다. 이 원초적 물은 우주의 양수, 즉 미래의 물질을 배태하고 있는 공간 내지 에테르를 의미하고 있습니다. 파피루스 그림에서는 부활한 오시리스가 앉아 있는 옥좌를 물로서 상징되는 눈이 떠받치고 있는데, 이 눈으로부터 피어나는 연꽃은 에테르의 물질화를 상징하고 있는 것으로 볼 수 있습니다.

힌두 신화에서도 이와 동일한 상징이 등장하는데, 비쉬누 신이 깊이를 알 수 없는 바다 위에 누워서 한바탕 꿈을 꾸고 있습니다. 비쉬누를 받치고 있는 머리 일곱 개 달린 뱀 또한 바다와 동일시되는 바다뱀인데, 아난타라는 이 바다뱀의 이름은 영원을 뜻하고 있습니다. 비쉬누의 배꼽으로부터 올라온 한 줄기 연꽃에서 우주의 창조신 브라흐마가 모습을 나타내며, 이 전체적인 구도는 보다 근원적이고 한계가 없는 공 또는 에테르의 무한한 바다로부터 유한하고 일시적인 — 그리고 한바탕 꿈에 불과한 — 물질우주가 탄생하는 것을 보여 주고 있습니다.

또 재미있는 것은 우주의 네 구석을 밝히고 있는 브라흐마의 사면상(四面像)이 연꽃 위에 서 있는 호루스의 네 아들들과 상응하고 있다는 점이며, 다산의 여신인 스리 락쉬미가 비쉬누 신을 자극하고 있는 것처럼 이시스와 네프티스가 오시리스를 보살펴 주고 있는 공통점이 눈에 띈다는 것입니다.

이처럼 혼돈을 상징하는 뿌연 연못의 수면 위에서 하얗게 꽃을 피우는 연꽃은 우주적 질서의 출현, 또는 에테르의 물질화를 상징하고 있습니다. 그럼 공간의 에테르 속에서 물질을 출현시키는 힘인 포하트는 어디서 왔을까요?

포하트는 '로고스의 입김'이라는 표현이 있는 것처럼 영적 에너지의 도구와 같은 것입니다. 로고스는 공 또는 파라브라만 또는 아인소프의 영적 측면입니다. 공은 영적 측면과 질료적 측면이라는 두 가지 측면을 가지고 있습니다. 공의 질료적 측면을 물라프라크리티라고 부르며, 이는 원초적 질료 혹은 원초적 에테르라는 의미입니다.

오컬트화학에서는 코일론이 물라프라크리티에서 수많은 단계를 거쳐 분화된 것이라고 하는데, 물라프라크리티는 26차원의 우주 물질계(프라크리티계)의 시공간 조직, 코일론은 10차원 벽의 시공간 조직에 해당하는 것이 아닐까요?

포하트는 로고스의 분신과 같은 것입니다. 즉 그것은 로고스라는 우주의식의 영적 에너지와 같은 것인데, 이것이 원초의 에테르라는 질료의 베일을 가르고 거품이라는 하나의 초점을 만들어 낸 것입니다. 이 초점은 다름 아닌 빛과 같은 것입니다. 카발라에서도 아인소프는 그 자신의 에테르를 가르고 하나의 신비스러운 점을 드러내었다고 하는데, 이 점이 오르 곧 빛이라는 것이며, 성서에서도 빛이 가장 먼저 창조되었다는 이야기가 나옵니다. 그러므로 다소 비약이 있긴 하지만 다음과 같은 추론이 가능합니다.

아누의 스파릴래를 이루는 거품은 우주의식의 빛과 같은 것으로, 이 빛이 초끈이라는 형태와 공간구조를 따라 아누라는 완벽한 자기순환구조를 갖춘 결정 단위를 이룸으로써 물질의 기초가 되었습니다.

이때 전자기적인 원리와 기하학적인 원리가 작용을 하며, 우리가 보는 물질의 형태는 사실 실체라기보다는 시공간 속에서 빛의 초점이 끊임없이 변화하며 움직여서 만들어 낸 일종의 운동효과에 불과합니다. 그 빛 또한 우주의식의 현현이므로, 꿈꾸는 비쉬누의 그림이 상징했던 것처럼 이 우주는 하나의 환영이라는 고대의 가르침이 옳다고 할 수 있습니다.

따지고 보면 우리는 아주 많은 착각 속에서 살아가고 있습니다. 우리가 비어 있다고 믿었던 공간은 꽉 차 있으며, 반대로 우리가 꽉 차 있다고 믿었던 물질은 비어 있습니다. 그리고 물질은 빛으로 되어 있습니다.

빛은 우주 의식의 영적 에너지가 초점으로 나타난 것이므로 우리가 평소 영과 분리해서 생각했던 물질도 사실은 우주 의식 혹은 영의 현현입니다. 천지간에 영의 에너지가 깃들지 않은 것은 아무 것도 없습니다.

한편 3차원이라고 생각했던 공간도 실은 10차원을 넘어서는 시공조직의 한 단면에 지나지 않을 뿐입니다. 우주의 근원이 공(혹은 공간)이라고 했을 때에도, 그것은 모든 차원들을 포함하는 초공간을 말하는 것이지 단순히 우리가 인식하는 3차원의 공간만을 의미하는 것이 아닙니다.

초공간의 구조와 비밀이 밝혀질 때 비로소 우리는 우주에 대한 본질적인 이해에 성큼 다가갈 수 있을 것입니다.

지금껏 3차원 물질계를 넘어서는 초월계의 이야기는 지나치게 추상적이거나 신비적이고 종교적인 영역의 울타리를 벗어나지 못했습니다. 그러나 이제 초끈 이론에서는 10차원, 26차원을 다루고 있고, 아누가 초끈이자 생명나무의 반영임을 밝힘으로써, 과거 카발라 등에서 다루었던 고차원의 형이상학적 문제들을 물리 이론과 연계시켜 진지하게 고찰해 볼 수 있는 새로운 가능성의 길이 열렸습니다.

과연 21세기의 물리는 차원의 장벽을 어느 정도 뛰어넘을 수 있을까요? 우리는 이미 3차원의 한계를 넘어 점점 흥미진진한 일들이 벌어지고 있는 시대로 들어서고 있습니다. 아누의 기하구조를 연구하면 우주의 많은 비밀들이 새롭게 밝혀지리라 기대하고 있습니다. 그러나 일단 우리가 여기서 주목할 것은 아누가 완전한 자기 충족적인 순환구조를 하고 있다는 사실인데, 즉 어떤 에너지의 흐름이 안정된 형태를 유지할 수 있는 회로구조의 한 예를 아누가 보여 주고 있는 것입니다.

물질이란 본래 에너지 흐름이 안정된 형태로 갇힌 것이므로, 우리가 자연의 다양한 현상들을 경험하고 생명을 유지하는 것도 근본적으로 이런 순환구조가 있기 때문에 가능한 것입니다. 우주의 크고 작은 여러 구조물들도 나름대로 이런 자기순환구조에 의해 형태가 유지된다고 할 수 있는데, 대표적으로 별과 은하가 그러합니다.

크게 보면 이 우주 전체의 존재 양식 자체도 자기순환적인 구조를 이루고 있는 것이 아닌가 추측되는데, 흥미롭게도 아누의 어원은 무한소와 무한대의 의미를 동시에 지니고 있습니다.

"아누는 베단타 철학에서 파라브라만의 이름이기도 하다. 파라브라만은 가장 작은 원자보다도 더 작은 존재이면서, 또 가장 큰 우주의 영역보다도 더 큰 존재로 묘사된다."

아누와 우주가 모두 케르-뉴만 블랙홀에 해당할지 모른다고 추정한 바 있지만, "위에서와 같이 아래에서도, 아래에서와 같이 위에서도"라는 카발라의 명제는 여기에서도 드러납니다.

이 우주는 플라즈마라는 제4의 물질 상태로 되어 있습니다. 플라즈마는 하전(荷電)된 입자들의 가스체와 같은 것으로, 고체와 액체, 기체에 이은 또 하나의 물질 상태입니다. 어떤 물건이 연소될 때 나오는 불꽃이나 아크방전, 번개, 극지방의 밤하늘을 아름답게 수놓는 오로라가 지구상에서 볼 수 있는 플라즈마의 좋은 예입니다.

우리는 일상생활에서 고체와 액체, 기체를 접할 기회가 훨씬 더 많으므로 우주 전체적으로도 그럴 것이라고 착각하기 쉽지만, 사실 우주의 99% 이상은 플라즈마 상태로 존재합니다. 우선 하늘에 보이는 별인 항성들이 모두 플라즈마이며, 행성의 외부대기 물질, 은하와 별들 사이의 성간물질 대부분도 플라즈마 상태에 있습니다.

그렇다면 플라즈마가 우주의 형성과 구조에 큰 영향을 미치고 있다고 주장해도 여러분은 크게 놀라지 않을 것입니다. 실제로 하네스 알펑과 에릭 레르너, 페라트 등이 일찌감치 우주론에서 차지하는 플라즈마의 중요성을 역설했습니다. 그러나 의외로 현재의 우주론에서 플라즈마가 차지하는 비중은 그리 크지 않습니다. 대부분의 우주론자들은 플라즈마의 전자기장들이 서로 상쇄되기 때문에 결과적으로 우주의 구조에 큰 영향을 미치지 못한다고 생각합니다.

플라즈마 우주론을 내세운 학자들이 정통 우주론자가 아닌 플라즈마 물리학자였다는 사실도 플라즈마 우주론이 진지하게 검토되지 않은 한 이유가 되었습니다. 하지만 최근의 관측에서 보이는 우주의 필라멘트 구조들은 플라즈마 우주론을 상당히 지지하고 있는 것으로 보입니다. 플라즈마 우주론에 따르면 우주의 구조가 불균일하고 섬유질 같은 모양을 하고 있는 것은 그리 놀라운 일이 아닌데, 거의 대부분의 플라즈마 상태들이 자연적으로 불균일함을 만들어 내며, 또한 소용돌이치는 필라멘트들을 만들어 내기 때문입니다.

자연에는 아직 인간이 이해하지 못하는 현상들이 수두룩합니다. 몇억 광년에 이르는 우주의 대규모 구조나, 은하가 형성된 과정도 아직까지 명확하게 밝혀지지 않은 수수께끼 중의 하나입니다. 플라즈마 우주론이 이런 수수께끼의 많은 부분을 해명할 수 있을 것입니다.

눈을 지구 밖으로 한번 돌려 보겠습니다. 우주의 필라멘트 구조들 사진을 보면 여러 장의 사진 중에서 특히 꽈배기처럼 꼬인 자기장 제트의 구조물이 눈길을 끄는데, 이런 현상은 다음과 같이 설명할 수 있습니다.

즉 반대의 전하를 지닌 플라즈마의 흐름이 만나면 자기장의 작용으로 서로 꼬이는 현상이 발생하는데, 이를 '핀치효과'라 합니다. 에릭 레르너는 이 핀치효과에 의해서 은하가 어떻게 형성이 되는지 1992년에 펴낸 그의 책 『빅뱅은 일어나지 않았다』에서 잘 보여 주었습니다. 또 레르너에 의하면 퀘이사는 새로 태어나는 은하의 핵으로서, 핀치효과에 의한 막대한 에너지의 방출이 이루어지고 있는 것이 보입니다. 퀘이사나 은하 역시 일종의 플라즈모이드(전물질)가 아닐까요? 막대한 에너지를 분출하고 있는 전파은하나 우주의 제트현상 또한 플라즈모이드(전물질) 현상에 의한 것으로 추측할 수 있습니다.

핀치효과는 『아누』에서 나오는 그림과도 유사합니다. 『오아스페』라는 책에 있는 그림은 전물질(前物質) 단계(플라즈모이드 단계)에서 우주와 태양계, 그리고 지구가 형성되는 과정을 묘사한 것으로, 마치 핀치효과의 결과 플라즈모이드가 형성되는 과정을 보여 주는 듯합니다. 태양을 포함한 별들과 행성이 일종의 플라즈모이드가 아닐까 하는 의혹을 가지고 있으며, 실제로 별들이 탄생하는 현장을 찍은 최근 천체사진에서는 플라즈모이드라고 생각될 만한 장면들이 포착되기도 합니다.

한편 플라즈모이드 현상은 지구 자기장이나 태양표면 같은 곳에서도 관측이 됩니다. 규모만 다를 뿐이지, 이들 하늘의 플라즈마 덩어리나 구전, 토네이도, 오르곤은 모두 플라즈모이드에 의한 동일한 현상이라는 것이 에드워드 루이스를 비롯한 사람들의 주장입니다. "위에서와 같이 아래에서도, 아래에서와 같이 위에서도"라는 상응의 원리처럼, 원자로부터 번개(구전), 토네이도, 별, 은하의 형성에 이르기까지 플라즈모이드라는 동일한 현상이 반복되고 있다는 것은 참으로 주목할 만합니다.

보스틱이나 루이스 등도 원자나 초끈이 일종의 플라즈모이드라고 제안한 바 있습니다. 그렇다면 사실 플라즈모이드는 매우 드물고 기이한 현상이 아니라, 오히려 자연에서 광범위하게 일어나는 상당히 중요하고도 기본적인 현상이라고 할 수 있습니다. 그런데, 이 플라즈모이드 현상과 관련하여 언급하지 않을 수 없는 한 가지 중요한 이야기가 있습니다. 그것은 플라즈모이드 현상이 상온 핵융합의 비밀을 풀 수 있는 열쇠가 될지도 모른다는 사실입니다.

상온핵융합은 핵융합 반응이 상온에서 일어나는 것을 말합니다. 핵융합 반응은 21세기 꿈의 에너지원으로서 연구되고 있는데, 기존의 이론에 따르면 핵융합 반응은 어마어마한 초고온에서만 가능한 것으로 알려져 있습니다. 만약 저온에서 핵융합 반응을 유도할 수 있다면, 그야말로 혁명적인 에너지원의 개발이 가능하게 될 것입니다. 그런데 1989년에 스탠리 폰즈와 마틴 플레이슈만이라는 두 사람이 상온핵융합 실험에 성공했다고 발표하여 과학계를 발칵 뒤집어 놓은 사건이 있었습니다. 그도 그럴 것이, 그들의 발표내용대로라면 꿈의 에너지 시대가 도래하는 것은 물론 기존의 과학이론 체계가 무너지는 것을 의미했으니 사람들이 흥분할 만도 했습니다.

곧 추인 실험에 성공했다는 다른 학자들의 발표가 잇달았고, 미국 정부도 처음에는 이들의 연구를 적극적으로 지원했습니다. 그러나 어찌된 일인지 사태가 반전되어, 상온핵융합은 공식적으로 부인되고 폰즈와 플레이슈만은 대학에서 쫓겨나는 신세가 되었습니다. 이 소란은 해프닝으로 끝이 나고, 상온핵융합은 하나의 비웃음거리로 전락하여 마치 미치광이 과학의 대명사처럼 되었습니다.

하지만 정말 상온핵융합은 불가능한 것이었을까요? 지금도 세상에는 상온핵융합의 가능성을 신뢰하거나 직접 연구하고 있는 사람들이 많이 있으며, 매년 국제회의까지 개최되고 있습니다.

한편, 과거에 루이 케르브랑과 폰 헤르첼레 등 몇몇 사람이 동물이나 식물, 그리고 토양미생물의 생체 내에서 일어나는 원소변환 현상을 연구한 적이 있는데, 만약 그것이 사실이라면 상온핵융합 현상을 뒷받침하는 결과가 됩니다. 그런데 흥미롭게도, 상온핵융합을 실험하던 중에 플라즈모이드에 의한 현상이라고 추측되는 자료들이 발견되었습니다. 이러한 원소변환은 생체 내에서만이 아니라 진공방전관을 통한 물리적 실험을 통해서 가능하다는 것이 알려졌습니다. 다음은 마쓰모토가 1995년 제5회 상온핵융합 국제회의에서 발표한 사진입니다.

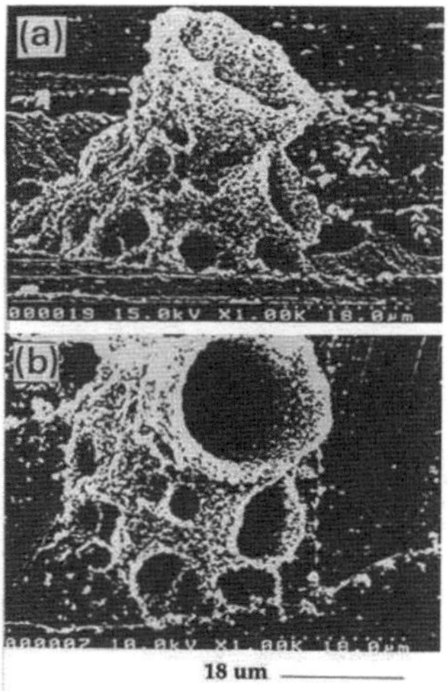

금 전극의 전자현미경 사진(1996) (출처: 아누이야기)

마치 공이나 고리 모양의 물체가 지나간 흔적 같은 것이 남아 있습니다. 또 다음은 상온핵융합 실험 중에 금 전극 표면에 마치 화산을 닮은 듯한 구조물이 생겨난 것을 보여 주고 있는데, 분석 결과 금이 아닌 다른 원소들이 검출되어 원소변환 현상이 일어났음을 입증하고 있습니다. 무엇이 이런 괴상망측한 구조물을 만들어 내었을까요?

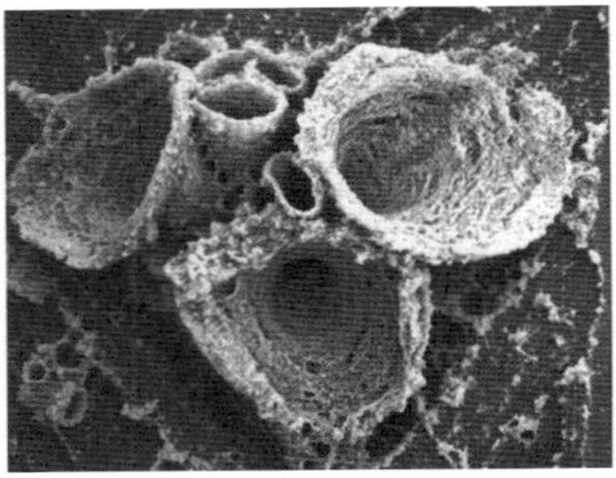

오오모리가 실험한 금 전극의 전자현미경 사진(1995) (출처: 아누이야기)

아래의 전극 역시 어떤 공 모양의 것, 아마도 일종의 플라즈모이드가 지나간 자국이 아닐까 생각되어집니다.

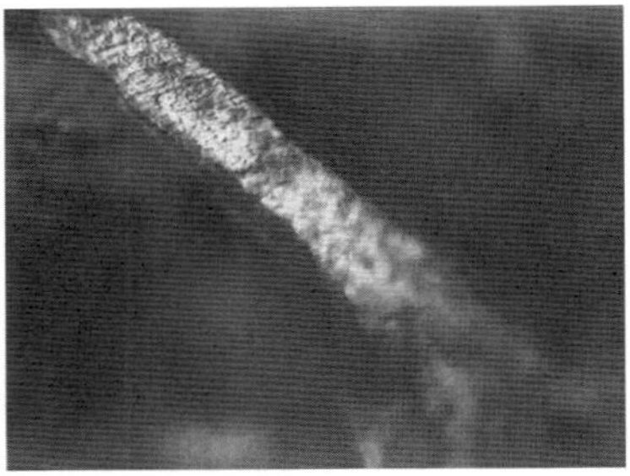

전극 표면 위에 나타난 플라즈모이드 마크 (출처: 아누이야기)

구전(번개)도 자동차나 건물 등에 이와 비슷한 상처를 남기는 경우가 있습니다. 상온핵융합이나 플라즈모이드는 과잉으로 발생되는 에너지와 관련되는데, 이 에너지는 외부에서 유입되는 것으로 추측됩니다. 이것은 곧 상온핵융합이 기존의 핵반응과는 메커니즘이 다르다는 것을 의미합니다. 구전도 어디서 그 에너지를 공급받는지 수수께끼로 남아 있는데, 구전 그 자체가 이 미지의 에너지를 끌어내는 장치로 작용하는 것이 아닐까 추측됩니다.

결론만 이야기한다면 이 미지의 에너지는 우리 주위를 감싸고 있는 공간으로부터 온다고 생각됩니다. 즉, 공간은 텅 비어 있는 것처럼 보이지만 실은 어마어마한 에너지를 담고 있는 에너지의 무한한 바다, 그 자체입니다. 과학자들도 이제 공간이 엄청난 에너지를 가진 그 무엇이라는 데 동조를 하기 시작했으며, 다만 문제는 과연 우리가 그 에너지를 꺼내어 쓸 수 있는가, 그렇지 못한가에 달려 있습니다.

플라즈모이드와 구전은 바로 그 공간 구조에 어떤 변형을 일으켜 하위 차원의 공간으로 에너지를 끌어내리는 펌프와 같습니다.

과거 원자모델이 만들어질 당시부터 어떻게 전자가 에너지를 잃지 않고 원자핵의 주위를 계속 돌 수 있는지 큰 수수께끼였는데, 양자역학 나름의 설명에도 불구하고 아직까지 이런 의문은 끊임없이 제기되고 있습니다. 이는 원자나 전자가 모두 일종의 영구기관, 즉 플라즈모이드라는 것을 의미합니다.

한편, 초전도나 보즈-아인슈타인 응축물도 플라즈모이드 현상과 관련이 있을 것입니다. 최근 스핀과 자장을 조절하여 보즈-아인슈타인 응축물을 만들거나 보즈-아인슈타인 응축물 내에 원자들의 보텍스를 유도하는 시도들이 있었습니다.

초전도나 보즈-아인슈타인 응축물은 초원자와 관련이 있을 것 같다고 했는데, 혹시 초원자가 나노미터 규모의 플라즈모이드 현상의 일종은 아닐까요? 앞으로 더 많은 연구와 검토가 필요할 것으로 보입니다.

플라즈모이드 모델 중에는 보즈-아인슈타인 응축 현상이 관련된다고 보는 모델도 있으며, **초전도 현상을 플라즈모이드의 파동으로 보는 견해도 있습니다.** 어쨌든 상온핵융합과 마찬가지로 이 새로운 상태의 물질은 여러 가지 실질적인 기술적 혁명을 가져다줄 것으로 예상됩니다.

특히 화이트 파우더에서 살펴보았듯이 고온이나 상온에서 초전도체를 활용하는 것이 가능하다면, 그것은 상온핵융합이나 공간에너지의 사용 못지않은 충격을 사회 전반에 미칠 것입니다. 또 하나의 충격적인 예언은, 인간의 의식과 영혼, 그리고 육체 자체가 변화를 겪을 가능성입니다. 초능력을 생체 내에 존재하는 초전도 현상으로 설명할 수도 있고, 역시 초전도 특성을 가지고 있는 화이트 파우더의 발견자인 데이비드 허드슨의 실험에 의하면 화이트 파우더의 복용으로 인간의 신체가 변형을 겪는 일이 일어난다고 합니다.

인도의 성자 오로빈도를 비롯하여 장차 인간의 몸이 빛으로 변화하리라는 영적인 예언은 종종 있었습니다. 초전도의 쿠퍼쌍을 이룬 전자는 그 성질이 더 이상 입자가 아닌 빛과 같이 변화됩니다. 마찬가지로 인간의 몸이 초전도체로 변화되면 우리의 육체도 빛처럼 변화되는 것이 아닐까요?

또한 초전도체는 마이스너 효과에 의해 공중 부양을 경험하며 하나의 양자 상태를 공유합니다. 혹 초전도의 이러한 성질은 의식적인 깨달음과 어떤 관계가 없을까요? 꿈같은 일이라고요? 이 꿈같은 일들이 하나하나 현실화될 가능성이 매우 높습니다.

예수님께서 말씀하시기를 "너희는 내가 보인 것보다 더 위대한 기적을 행할 것이다."라고 하였는데, 그 기적은 무엇입니까? 그것은 어떤 의미에서 자연의 더 높은 차원의 법칙들을 이해하고 활용하는 것입니다. 그리고 그것은 물질의 한계를 넘어선 차원이며, 육체보다는 의식이 주도적인 역할을 하는 영역으로의 도약입니다.

아누에 관한 연구가 기의 실체를 밝히는 데도 적지 않은 도움을 줄 수 있다고 생각하고 있습니다. 기는 쉽게 말해서 생명에너지입니다. 물론 동양에서는 기라는 용어를 다양하고 폭넓은 의미로 사용하고 있지만, 일반적인 의미로 사람들이 기라는 용어를 사용할 때는 생명에너지로서의 기를 가리키는 것으로 이해하고 있습니다.

이에 해당하는 신지학의 용어는 '프라나'입니다. 프라나는 '숨을 내쉰다'는 의미의 산스크리트어로, 생명호흡 또는 생명에너지로 번역될 수 있습니다. 미국의 신지학자인 푸루커는 프라나를 '생기(生氣, life)' 혹은 생명체에 활력을 불어넣는 '심령적인 전기장(psycho-electrical field)'이라는 정의를 내리기도 했습니다.

민감한 사람들은 예로부터 이 생명에너지의 존재를 느꼈고, 눈으로 보기까지 했습니다. 오늘날에도 기의 움직임이나 인체의 오라장을 보고 느끼는 사람들이 많이 있습니다.

과학적으로 검출이 어렵고 설명이 불가능할 뿐이지, 기는 실재하고 있습니다. 더욱이 기를 느끼고 오라를 보는 능력은 누구든지 훈련에 의해서 얼마든지 개발할 수 있는 것입니다. 별 훈련 없이도 간단하게 이 기의 자취를 보는 방법을 가르쳐 드리겠습니다. 결코 어려운 방법이 아니며, 사실은 기에 관심 없는 사람들 중에서도 이미 이것을 무의식중에 보았거나 알고 있는 경우가 많습니다.

우선 되도록이면 맑은 날 밖에 나가 태양을 등지고 앉거나 서십시오. 그리고 푸른 하늘을 바탕으로 허공을 차분히 응시하시기 바랍니다. 조급해하지 말고 한곳을 집중해서 바라보다 보면, 무언가 허공 속에서 움직이는 것들이 한순간 보이기 시작할 겁니다. 이 대낮의 별은 리드비터에 의하면 프라나를 운반하는 '생명소구체(Vital Globule)'라는 것입니다. 생명소구체는 아누의 특정한 배열로 이루어진 일종의 소립자 같은 것인데, 모두 일곱 개의 아누가 생명소구체의 구성에 참여하고 있다고 합니다. 그렇지만 어떻게 소립자나 기껏해야 원자핵 정도의 크기를 가졌을 것으로 추정되는 알갱이가 육안으로 관찰될까요?

그것은 생명소구체 그 자체가 아니라 생명소구체가 발하고 있는 강력한 에너지의 방사광, 즉 프라나의 빛이 아닐까 합니다. 이 프라나라고 하는 생명에너지는 너무나 강력한 나머지 조금만 주의 깊게 살펴보면 쉽게 눈에 띄는 것입니다. 리드비터도 프라나의 에너지를 받은 입자들이 그 생명력으로 인해 엄청난 속도로 진동을 하고 있으며, 빛을 낼 뿐만 아니라, 그 크기도 다른 입자에 비해 훨씬 크다고 말한 적이 있습니다.

이 하늘에서 춤추는 하얀빛을 오르곤 연구가인 빌헬름 라이히에 관한 책에서도 발견하였습니다. 오르곤은 빌헬름 라이히가 발견하여 이름 붙인 생명에너지의 일종인데, 라이히는 이 오르곤 에너지를 유기체뿐 아니라 대기 중에서도 관찰할 수 있다고 하며 그 움직임을 묘사해 놓았던 것입니다.

라이히는 발광하는 오르곤 에너지의 단위체들이 하늘에서 무작위로 움직이거나 율동하고 있으며, 그 수명은 약 1초 정도라고 했습니다. 또 이것은 얼룩이 없이 고른 상태의 구름이나 푸른 하늘을 배경으로 가장 잘 보이며, 종종 나무들이 이 에너지를 하늘로 뿜어내거나 끌어당기는 것처럼 보인다고 했습니다. 이것은 생명소구체의 관찰 결과와 그대로 일치하는 것입니다.

프라나 역시 어디에나 존재하며 질량이 없습니다. 그리고 끊임없이 움직이며 날씨에 영향을 받습니다. 프라나 역시 태양으로부터 그 에너지가 유래합니다. 보통 새벽 4시 전후로 해서는 대기 중의 생명에너지 농도가 현저하게 떨어지는데, 무엇보다도 중요하게 여겨지는 특성은, 오르곤 에너지가 살아 있는 생명체의 영향을 받는다는 사실입니다. 사실 그것은 단지 영향을 받는 정도를 넘어서서, 미생물, 동물, 인간, 그리고 유기체에 충전되어 있는 생명력의 형태로 발견됩니다.

엔트로피 법칙을 따르지 않는다는 점도 다름 아닌 생명체가 가지고 있는 중요한 특성이며, 오르곤 에너지가 살아 있는 에너지라는 것을 나타내는 하나의 증거입니다. 프라나 역시 유기체의 생명을 유지시키는 에너지로서, 대기에 있다가 생명체로 들어갑니다.

인간의 경우 비장 차크라가 생명소구체를 받아들이고 이를 신체의 각 기관으로 분배함으로써 생명 활력을 얻게 된다고 합니다. 기, 또는 프라나로 호칭되는 이 생명 바이오에너지는 빌헬름 라이히의 오르곤 외에도 과거 다른 여러 가지 이름으로 연구되고 알려져 왔습니다.

폰 라이헨바흐의 '오딕 포스', 메스머의 '동물자기' 등이 그 대표적인 예이며, 또 근래에는 '생체 전기', '바이오 플라즈마'라는 이름이 사용되기도 하였습니다. 고대인들도 이 생명에너지를 인지하고 있었다고 추측되는데, '브릴' 혹은 생명자기로 알려진 것이 그것입니다. 이들은 모두 완전히 동일하거나 유사한 현상을 대상으로 하고 있다고 판단됩니다.

우리가 조금만 눈을 돌리면 더 많은 양의 정보를 얻을 수 있습니다. 물론 직접 기를 측정하고 탐구하려는 노력도 중요하지만, 생명에너지에 대한 신지학과 오컬트의 여러 가르침, 오르곤의 외국의 우수 연구사례, 그리고 아누와 생명소구체를 비롯한 오컬트화학의 여러 내용들을 참고하면 앞으로의 연구에 많은 시사점을 얻으리라 생각합니다.

화이트 파우더와 초원자의 존재를 근거로 육체 자체가 변화를 겪을 가능성을 이야기했습니다. 즉 몸의 원소들이 초원자라는 전혀 새로운 형태의 원자구조로 뒤바뀌면서 인체가 초전도물질화된다는 것인데, 화이트 파우더라는 놀라운 물질의 복용으로 그러한 과정이 촉진될 수 있다는 것입니다.

물론 하나의 가능성으로서 그러한 주제를 다루긴 했지만 정말로 육체가 빛으로 변한다는 것이 가능한 일일까요? 더욱이 물질의 힘을 빌어서 말입니다. 그런데 세상에는 빛으로 변한 사람들의 이야기가 있습니다.

바바지와 18인의 싯다, 라마링가 등이 그 예이며, 스리 오로빈도 역시 앞으로 인류 전체가 영적인 변형의 과정을 거쳐 불멸의 몸으로 바뀌어 나갈 것임을 예시한 바 있습니다. 흥미롭게도 이들이 택한 방법은 물질에 의존하는 것이 아니었습니다. 라마링가는 필멸의 몸이 완전한 빛의 몸으로 변형해 가는 첫 단계가 생명에 대한 절대적인 존경과 헌신적인 명상이라는 영적인 삶의 두 가지 원리에 의해서 달성될 수 있다고 말한 바 있습니다.

한편 오로빈도는 지고한 빛으로 변형된 물질이 의식적인 의지에 반응을 하고 영의 특성들을 현현시킬 것이라고 하였으며, 변형에 있어서 "의식의 변화는 가장 중요한 요소, 즉 원인이 되며 육체의 변형은 종속적인 요소, 즉 결과가 될 것이다."라고 하였습니다.

아누를 관찰한 애니 베산트와 리드비터 역시 의식의 힘만으로 원자구조를 바꾼 것을 돌이켜보면, 의식과 변형은 서로 보다 중요한 함수관계에 있는 것이 틀림없는 것 같습니다. 사실 의식은 일반적 물리 에너지와는 다르지만 보다 정묘하고 강력한 에너지의 한 형태입니다. 어떤 의미에서 오히려 그것은 우주의 근원에 더 가까운 본질적인 에너지입니다. 물질은 우주 의식의 현현이라고 했는데, 물질은 보다 원인적인 힘인 의식이 낮아져 결정화된 것에 불과합니다.

태초에 생각의 무한 공간이 있었으며, "하느님은 항상 생각이었고, 공간이었다."라고 하여 의식의 속성을 가진 파라브라만과 동일한 개념의 우주적 근원에 대해 언급하고 있습니다. 마찬가지로 물질은 생각(의식)이 낮아져서 된 것입니다.

물질이란 생각을 극단적인 범위까지 변형시킴으로써 만들어지는 생각의 한 단계입니다. 그런데 생각(의식)이 곧바로 물질로 굳어진 것은 아니고, 우선 빛이라는 형태를 먼저 거칩니다. 태초에 생각이 자신에 대하여 숙고할 때, 그 자신은 빛이라고 하는 생각으로 확장하였습니다. 빛이 먼저 창조되었습니다. 왜냐하면 생각이 숙고되고 확장될 때마다 빛을 발하는 낮은 진동률로 내려졌기 때문입니다.

빛은 그래서 숙고하며 확장하는 생각이 그 진동률을 낮춘 첫 번째 형태입니다. 그러고 나서 이 빛이 진동률을 더 낮추어 전기 단위가 되고, 이 전기 단위로부터 우리가 보고 만지는 물질의 결집이 이루어집니다.

이 지상은 물질이라는 삼차원 형상으로만 생각이 보이게 됩니다. 이 지상은 물질의 밀도입니다. 생각이 빛이라는 진동으로 확장하고 나서 진동을 줄여 전기 단위가 되고 전기 단위에서부터 더 거친 물질이 되고 이 거친 물질에서 이 지상의 고체 형태가 생겨났습니다. 그러므로 이

지상의 물질은 진동을 낮추어 가장 조밀한 형태를 가지게 된 빛인 것입니다.

모든 물질은 빛으로 둘러싸여 있습니다. 과학자들은 빛을 붙잡고 그 진동률을 낮춘다면 물질로 변하게 될지도 모른다고 인식하기 시작하였습니다. 그런데 그 빛은 어디에서 온 것일까요? '생각'입니다.

한 '생각'을 깊이 숙고하고 감성으로 감싼다면, 그 생각은 빛의 진동률로 확장합니다. 그 빛의 입자 운동을 느리게 하고 농축하면 전기 단위가 창조됩니다. 이 전기 단위는 음극과 양극을 가진 전자기장입니다. 이것을 전기라 합니다. 그 생각을 더 느리게 하고 좀 더 농축하면 전자기장을 지나 그 전기 단위는 물질로 결집됩니다.

불사의 상승마스터와 레인보우 바디

1) 불사의 상승 마스터

상승 마스터는 과거 인간으로 살았던 존재들이지만, 영적 수련을 통해 깨달음을 얻고 더 높은 차원으로 진화한 존재로 인간의 육적 존재로 다시 환생할 필요가 없는 해탈한 사람들 또는 보살이라고도 불립니다. "상승 마스터"라는 용어는 1924년에 베어드 T. 스폴딩이 그의 저서 시리즈인 『Life and Teachings of the Masters of the Far East(한국에서는 초인생활로 알려짐)』에서 처음으로 사용하였습니다. 이 개념은 갓프리 레이 킹(본명 가이 발라드)이 그의 저서 『베일 벗은 미스터리』를 통해 서구사회에 널리 알려지게 됩니다.

대표적인 상승 마스터로는 예수(빛과 사랑의 마스터), 부처(깨달음과 자비의 마스터), 관세음보살(자비와 연민의 마스터), 세인트 저메인(연금술과 변화의 마스터), 엘 모리아(의지와 힘의 마스터), 쿠투미(사랑과 지혜의 마스터)로 알려져 있는데 이들은 인류의 영적 여정에 있어 중대한 의미를 지니고 있습니다.

이들 상승 마스터들은 자신들이 해탈한 것처럼 인간의 영적 성장을 돕기 위해 지도와 가르침을 제공하며 더 높은 의식 상태로 진화할 수 있도록 돕습니다. 또한 치유, 보호, 안내 등 다양한 방식으로 개인과 인류 전체를 도우며 인류의 영적 진화를 촉진하고, 지구상의 긍정적 변화를 이끌어 내는 데 중요한 역할을 합니다. 이들은 자신들의 경험과 깨달음을 바탕으로 인류에게 귀중한 지혜와 가르침을 전달하는데 이들의 메시지는 한결같이 사랑, 평화, 조화, 자비 등을 강조합니다.

2) 레인보우 바디(무지개 몸)

티베트 불교의 금강승(바즈라야나) 전통에 따르면, 물질세계는 공간, 공기, 불, 물, 흙의 다섯 가지 기본 요소로 구성되어 있다고 합니다. 『티베트 사자의 서』등을 비롯한 티베트의 경전들은 우주를 통과하는 기본 에너지는 우리의 몸 안에 존재하는 에너지와 구별할 수 없다고 합니다. 따라서 인간의 몸은 개별적인 존재이면서도 동시에 우주의 축소판이나 다름없습니다.

무지개 몸, 이 물리적으로 나타나는 빛의 발광을 티베트어로 '잘루'라고 하는데, 무지개 몸은 평범한 인간의 모습이 수년간 또는 수많은 생애 동안 헌신적인 영적 수행 끝에 성취하는 것입니다. 그들이 죽으면 그들의 육체는 크기가 급격히 줄어들고 일반적으로 시체가 부패하는 악취 대신 향기로운 향기를 뿜는 것으로 알려졌습니다. 무지개 몸체의 쪼그라든 시체의 일반적인 사이즈는 '팔뚝 길이'입니다. 그리고 사시사철 언제나 푸르른 이국적인 식물과 진기한 꽃들이 갑자기 피어나거나 하늘에 무지개가 뜨는 등 아름다운 현상들이 나타납니다.

티베트 불교는 여러 가지 독특한 수행법으로 상위 에너지체들에 대한 자각을 발달시키는 훈련을 하는데 이 전통은 '파드마 삼바바'라는 대스

승으로부터 유래되었습니다.

그는 8세기에 티베트 불교의 확립에 가장 중요한 역할을 한 부처님으로 간주됩니다. 그의 이름은 '연꽃에서 태어난 자'라는 의미이며, 그는 종종 Guru Rinpoche라고도 불립니다. 파드마 삼바바는 불교를 티베트에 전파하고 지역의 토착 신앙과 조화를 이루며 티베트 불교의 독특한 형태인 닝마파(Nyingma) 전통을 창립하는 데 결정적인 역할을 하였고, 족첸의 수행 방식과 많은 명상들을 전파했으며, 그는 자신의 육체적 형태를 넘어서 궁극적인 현실의 완전한 광채인 무지개 몸을 이루었다고 알려져 있습니다.

1952년 동부 티베트에서 쇠남 남걀이라는 수행자는 많은 사람들의 눈앞에서 이와 같은 무지개 몸 현상을 일으켰습니다. 죽기 직전에 그의 몸은 눈에 띄게 작아지기 시작했고, 일주일이 지나고 나니 손톱과 발톱, 터럭만 남은 채로 발견되었습니다.

16대 카르마파는 1970년대 샌프란시스코에서 의식을 거행하기 전에 자비의 부처님을 불러 명상을 하였습니다. 이 사진은 이 행사 동안 카메라가 허용되지 않는다는 것을 몰랐던 한 할머니에 의해 찍혔습니다. 그는 깊은 명상에 잠겨 있었습니다.

그의 진동이 이렇게 증가한 것이 사람들에게 보이진 않았고 필름을 현상하자 나타났습니다.

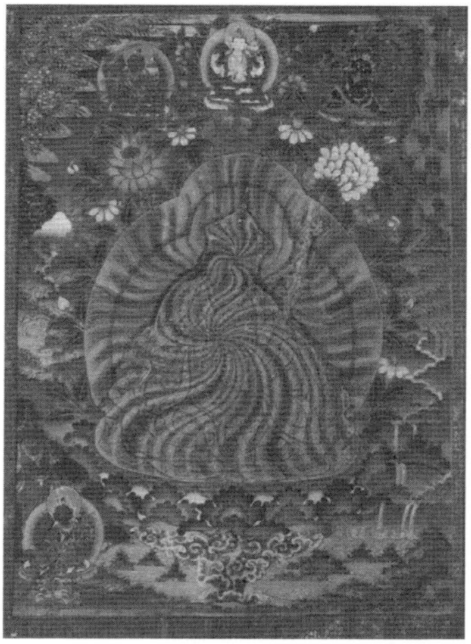

파드마 삼바바의 무지개 몸 탱화 (출처: himalayanart.org)

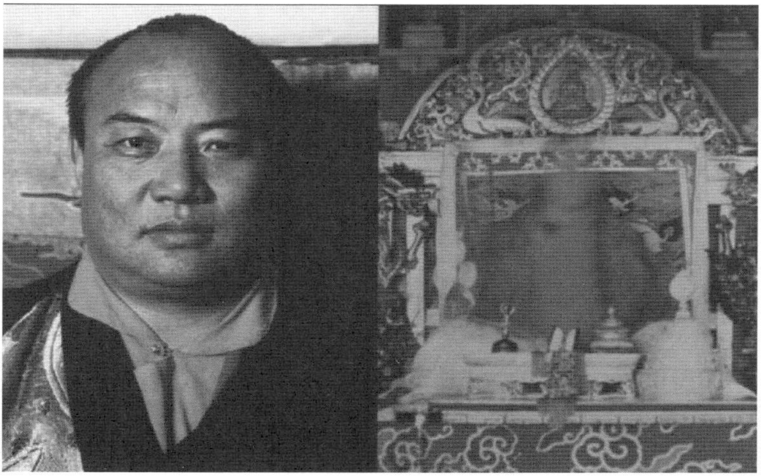

16대 카르마파

파드마 삼바바로 비롯된 이 지혜의 가르침은 스승에게서 특정 제자에게로 전해지는 비전으로 이 깨달음의 법통을 이은 승려가 죽으면서 더 이상 티베트에서도 자세한 지도를 받지 못하고 있다고 합니다. 하지만 여러자료들을 종합해 보면 다음 내용인 '진동수를 높이는 명상법'이 그 방법이 아닐까? 하는 생각이 듭니다.

진동수를 높이는 명상법

람타는 "모든 것은 무한 속도의 생각에서 나와 속도를 줄인 빛이 되고, 그러고 나서 그 빛의 속도를 줄여 주위에 있는 여러 가지 것들이 만들어지는 방식으로 창조되었다."라고 말합니다.

이것은 또한 빛이 먼저 창조되고 이 빛이 전자기적인 기하형태를 이루어 물질계와 아스트랄계를 비롯한 여러계의 물질을 만든다는 의미인 것입니다. 람타에 의하면 그는 35,000년 전 비참한 어린 시절을 보내고 전사로 변신해 한때 세상을 정복하기까지 했던 존재로 인간의 나약함과 생명의 신비로움에 경외를 느끼고 바람과 같은 존재가 되고자 굳은 결심을 하기에 이릅니다.

> 그래서 나는 바람이 되고 싶었다. 그리고 바람을 수년 동안 숙고하였다. 그것이 내 이상이었다. 내가 되고 싶은 것이었다. 내 모든 생각이 그렇게 되는 것에만 모아졌다. 바람을 생각하였다. 그처럼 붙잡을 수 없고, 가벼우며, 분명하게 윤곽을 그릴 수도 없는 것에 나를 조율해 갔다.

그로부터 몇 년 뒤 람타는 유체이탈 경험을 했으며, 마침내는 그가 원하던 대로 바람이 되어 갔습니다.

몇 년이 지나는 동안 내가 이상으로 삼은 생각은 천천히 내 몸에서 생명력이 되었다. 내 영혼은 점점 모든 세포 내부의 진동률을 증가시켰다. 내 욕구가 그만큼 강했다! 점점 더 나를 바람에 일치시켜 가자, 그 느낌은 내 전체 육체 배열에 더욱더 분명히 실려졌다. 나는 점점 더 가벼워졌다. 사람들은 나를 보며 말했다.

"아! 마스터의 주위에 광채가 빛난다."

사실이 그러하였다! 내 몸은 더 빠르게 진동하였기 때문이다. 물질의 속도에서 빛의 속도로 옮겨 가고 있었다. 그리고 내 육체는 달빛처럼 점점 희미해져 갔다. 그리고 어느 날, 나는 달빛이 되었다! 더 이상 생각만으로 이동하는 것이 아니었다. 신체의 진동을 빛의 수준까지 올려놓았으므로 내 신체 전체를 함께 움직일 수 있었다.

그런데 여기서 주목을 끄는 것은 람타가 바람, 즉 빛의 몸이 되기 위해 취했던 방법입니다. 람타는 생각의 힘으로 세포 내부의 진동률을 증가시켰는데, 이것은 원자에 적당한 자극을 가함으로써 원자구조에 변화를 일으켜 초원자가 형성된다고 했던 가설을 떠올리게 합니다.

화이트 파우더의 발견자인 데이비드 허드슨 역시 화이트 파우더가 하이스핀 상태와 관련이 있다고 생각했습니다. 다시 말하면 람타는 의식적인 생각의 힘으로 몸의 원소들을 하이스핀 상태로 가져감으로써 초원자로 변형시켰던 것은 아닐까요?

생각을 몸에다 집중하고 그 몸으로 하여금 더 빠르게 진동하라고 명령을 내릴 수 있다. 그러면 몸은 집중적으로 생각하고 있는 그 이상

(理想)으로 고양되어 간다. 몸 전체가 더 빠른 속도로 진동하기 시작한다. 이렇게 되면 몸의 온도가 올라가고 몸은 빛을 내기 시작한다. 점점 더 진동이 빨라질수록 몸을 구성하는 물질은 순수한 빛이 되고 순수한 생각이 된다.

당신이 뇌 전체를 다 사용할 수 있게 된다면, 눈 깜짝하는 사이에 당신 몸을 빛으로 변화시킬 수 있고, 또 당신 몸은 영원히 살게 된다는 것을 아는가? 더 높은 진동의 생각이 들어오면, 그것은 새로 깨어난 뇌의 부위에서 다루어진다. 머리 뒷부분에 있는 송과샘이 그 높은 진동을 받아들인다. 이 진동은 강력한 전류로 바뀌고 중추신경계를 통하여 몸의 각 세포로 보내지게 된다.

그렇게 되면, 무엇인가 짜릿한 것을 느끼기 시작하고 아려 오면서 위로 뜨는 듯한 감각을 느낀다. 이제까지 당신이 느껴 본 것보다 훨씬 높은 에너지가 몸속을 빠르게 지나가고 있기 때문이다. 이 진동은 모든 세포를 자극하고, 세포의 진동을 높이게 만든다. 더 무한한 생각을 받아들일수록, 몸은 더 빠르게 진동하고 당신은 빛을 띠기 시작한다.

바람이 되고 나서, 내가 얼마나 한계 안에 있었는지 또 원소들이 얼마나 자유로운지 깨닫게 되었다. 나는 보이지 않는 근원이 되었다. 형태도 갖지 않고 나누어지지도 않는 맥동하는 빛이 그것이다.

몸의 원소들이 빛으로 되는 것은 초전도 상태가 되는 것입니다. 완전한 빛의 몸을 만듦으로써 우리는 살아 있는 동안 초탈을 하게 됩니다.

초탈은 존재 전체를 빛의 수준에까지 가져가는 방법입니다.

죽음도 또한 그곳에 가는 분명한 한 방법이지만, 그러나 그것은 육체가 나이를 먹고 노쇠하여 더 이상 그 몸을 사용할 수 없게 됨을 허용하는 것을 의미합니다. 그렇게 되면 우리가 이 세상을 떠날 때, 우리는 몸이 없이 떠나게 됩니다. 초탈은 몸을 함께 가지고 가는 방법입니다.

> 이 지상에서 초탈한 이들은 궁극의 것, 즉 죽음을 넘어선 이들이다. 생각의 힘을 사용하여 신체를 구성하는 분자 구조체의 진동을 높이고, 그 몸을 빛의 존재에까지 가지고 가며, 그리하여 영원히 죽음을 초월하는 방법을 배운 이들이다.

진정 그러한 일이 가능할까요? 그리고 우리도 그렇게 할 수 있을까요? 아니면, 이 모든 것은 지나친 억측에서 비롯된 하나의 환상에 불과한 것일까요? 당신은 아마도 이 말을 전에 들어 본 적이 있을 것입니다. "당신의 생각이 당신의 현실을 만듭니다."

그 진동은 우리의 에너지장으로 방출되는 것이며, 우리 삶의 경험 안팎의 것들을 끌어당기고 밀어내서 현실이 되도록 하는 것입니다. 우리 주변의 공간은 단지 텅 빈 열린 공간이 아니라 우리를 둘러싸고 있는 에너지의 본체인 오라장, 자기장, 토션장, 영점장, 소스필드로 채워져 있습니다.

우리는 우리의 가장 지배적인 생각의 결과를 우리의 아우라나 자기장으로 끌어당깁니다. 우리 삶에서 우리가 가지고 있고, 행하고, 경험하는 모든 것은 우리의 생각과 감정의 산물이며 우리가 진동하는 주파수의 결과입니다. 그러므로 우리의 경험을 바꾸고 싶다면 먼저 우리의 진동을 바꿔야 합니다. 높은 진동 속에서 살기 위해 노력하는 것이 중요합니다.

바스트리카 호흡법

스타니슬라프 그로프는 LSD와 같은 사이키델릭 약물을 통해 인간 의식의 깊은 영역을 연구하였습니다. 그로프에 의하면 LSD라는 약물을 환자에게 투여하면 집단 무의식 속에 저장되었던 기억들을 소환시켜 줌으로써 문제를 완전히 해결할 수 있다고 하였고, 마음의 문제가 해결되면 육체의 질병도 치료된다고 하였습니다. 그로프가 상용했던 LSD는 만들어 낸 환각이 아닌 원래 인간의 의식 저 깊은 곳에 숨겨져 있던 것을 바깥으로 끌어내어 보여 주는 역할을 한다고 보았습니다.

하지만 미국에서는 LSD의 사용이 금지되고 나서 그것을 대신해 무언가 무의식을 끌어내는 것이 필요하다고 생각하고 인도의 요가수행에서 힌트를 얻어 홀로트로피 요법이라는 의식 변용법을 개발했습니다. 홀로트로픽 호흡법은 바스트리카(Bhastrika) 호흡과 의식변형에 효과적인 음악*을 사용하여 사이키델릭과 유사한 경험을 얻게 됩니다. 이 호흡을

---

* 바이노럴 비트와 의식변형: 바이노럴 비트는 두 귀로 서로 다른 주파수의 소리를 들었을 때 뇌가 생성하는 인지적 차이의 결과입니다. 예를 들어, 오른쪽 귀로는 300Hz의 소리를, 왼쪽 귀로는 310Hz의 소리를 들으면, 뇌는 두 소리 사이의 차이인 10Hz의 '가상의 비트'를 생성합니다. 이러한 가상의 비트는 뇌파를 자극하여 특정한 의식 상태로 이끌 수 있습니다. 이는 자기 발견과 내면의 평화를 추구하는 데 매우 유용한 도구입니다. 이는 우리가 자신의 정신적, 심리적 잠재력을 탐색하고 확장하는 데 도움을 줄 수 있습니다.
의식변형 음악과 관련해서는 유튜브에서 'binaural beats LSD' 또는 'binaural beats DMT'로 검색하면 의식변형과 관련된 다양한 음원들을 확인할 수 있습니다.

하면 의식 상태가 변화되어 무의식과 접속해 비일상적인 경험을 하기도 합니다. 이것은 일상 의식에서는 완전히 가려져 있던 깊은 심층 세계로 들어가는 것이고, 집단무의식 안에 저장되었던 기억들을 표면의식으로 끌어올려 이것들을 변화시킴으로써 질병을 치료하려는 기법입니다.

바스트리카 호흡법은 요가에서 사용되는 강력한 호흡 기법 중 하나로, "대장간의 불"이라는 뜻을 가지고 있습니다. 이 기법은 대장간에서 불을 부채질하여 더 강하게 만드는 방식에서 영감을 받았으며, 이와 유사하게 몸 안의 에너지를 활성화하고 강화하는 데 목적이 있습니다. 바스트리카 호흡법은 특히 프라나야마(호흡 제어) 연습에서 중요한 위치를 차지하며, 몸과 마음의 정화 및 활성화에 도움을 줍니다.

바스트리카 호흡법 수행 방법*

(1) 준비

패드마사나(연꽃 자세)나 아무 편안한 앉은 자세에서 시작합니다. 등을 곧게 펴고 어깨는 이완시킵니다. 턱은 살짝 당기고 혀는 입천장에 댑니다.

(2) 호흡

1단계: 들숨과 날숨을 빠르고, 깊고, 강하게 반복합니다. 이 과정에서 복부는 펌프처럼 작동하여, 들숨에는 팽창하고, 날숨에는 수축합니다. 초보자의 경우 한 세트에 30회 정도 호흡합니다. 숙달되면 한 세트에 100~200회 호흡을 합니다.

---

* 유튜브에서 'Bhastrika breathing technique'으로 검색하면 영상으로 확인할 수 있습니다.

2단계: 빠른 호흡을 마치고 숨을 깊게 들이쉬어 몸 안 가득 숨을 채웁니다. 그리고 항문괄약근을 조이고 목은 당긴 상태에서 숨을 참습니다. 시간은 1분 동안 또는 그 이상 숨을 참고 조용히 앉아서 몸과 마음의 변화를 관찰합니다.

3단계: 몸에 가득 채웠던 숨을 코로 천천히 내쉽니다.

(3) 반복

위 호흡을 3회에서 5회를 반복합니다.

바스트리카 호흡법은 강력한 영적, 신체적 이점을 제공할 수 있지만, 개인의 건강 상태에 따라 적절히 조절되어야 합니다. 또한 고혈압, 심장 질환, 폐 질환 등 건강 문제가 있는 사람은 이 호흡법을 수행하기 전에 의사나 요가 전문가와 반드시 상의해야 합니다. 또한 의식변성을 위한 목적인 경우 반드시 조력자(시터)가 필요하며 바이노럴비트 음악을 함께 사용하는 것이 좋습니다. 이 경우 100~200회 호흡으로 5세트 이상 호흡이 필요한데 이는 평소 바스트리카 호흡법 훈련이 필요하다는 의미가 됩니다.

세인트 저메인의 빛 명상

아래는 마스터 세인트 저메인*이 캘리포니아 북부 샤스타 산에서 가이 발라드, 필명 갓프리 레이킹에게 직접 나타나 명상법을 알려 주는데, 이 명상법은 거의 사라지고 자취를 찾아보기 어려운 고대의 지혜를 그대로 지금 현재의 우리에게 전해 줍니다. 잠시 독자들의 이해를 위해 가이 발라드가 마스터 세인트 저메인을 만난 장면을 소개합니다.

점심을 먹을 시간이 되었을 때, 나는 맑고 차가운 샘물을 찾았다. 손에 든 컵으로 물을 뜨기 위해 몸을 숙인 그때, 머리부터 발끝까지 전류가 흐르는 것이 느껴졌다. 나는 주변을 둘러보았는데, 바로 내 뒤에 한 젊은 남자가 서 있었다. 나는 그를 더 자세히 살펴보았고, 그가 평범한 사람이 아니라는 사실을 즉시 깨달았다. 이 생각이 내 마음에 스쳐 지나간 순간, 그가 미소를 지으며 다음과 같이 말을 걸어왔다. "형제여, 당신이 손에 든 그 컵을 잠깐 준다면 내가 그 샘물보다 훨씬 더 생명력으로 가득 찬 음료를 주겠습니다." 나는 그에게 컵을 주었고, 컵은 부드러운 크림처럼 보이는 어떤 액체로 금방 가득 찼다. 나에게 컵을 돌려주며 그가 말했다. "이걸 마시세요." 액체를 마신 나는 화들짝 놀랐다.

---

* 세인트 저메인은 18세기 유럽에서 활동한 "승천한 마스터"로 영성계에 널리 알려진 인물입니다. 그는 불멸, 변형, 자유, 그리고 영적 지혜의 상징적 인물로 여겨지며, 수많은 영적 전통과 신비주의 경로에서 중요한 역할을 합니다. 세인트 저메인은 수백 년 동안 여러 이름과 정체성을 가지고 다양한 시대와 문화에서 활동했다고 알려져 있으며, 그에 대한 많은 이야기가 역사적 기록과 전설 사이에서 얽혀 있습니다.
세인트 저메인의 가르침은 자신의 낮은 자아를 초월하여 더 높은 자아로 변형하는 과정에 중점을 둡니다. 그는 내적 신성을 펼치는 명상과 봉사를 통한 셀프 마스터리(자기완성)의 가르침을 중심으로 인류의 성장을 돕고 있습니다.

맛있는 것은 물론이거니와, 내 몸과 마음이 순간적으로 전기에 충전된 것처럼 활기를 되찾아 헉 소리가 날 정도로 놀랐기 때문이다. 나는 그가 컵 속에 그 어떠한 것도 넣는 모습을 보지 못했으므로 무슨 일이 일어난 건지 궁금했다.

"당신이 방금 마신 액체는 순수한, 살아 있는 생명 그 자체인 우주의 창고(Universal Supply)에서 직접 온 것입니다. 달리 말하자면 이것은 만상에 편재한 생명 그 자체에서 온 것이죠. 이 생명은 우리 주변의 모든 곳에 존재하고 있습니다. 만약 우리가 충분한 사랑을 가지고 명령한다면 이것은 우리의 의식적 통제와 명령에 기꺼이 복종하여 따르게 됩니다. 우주 전체가 사랑의 명령에 순종하기 때문이죠. 사랑으로 명령할 때, 내가 현현하기를 원하는 모든 것이 그 순간 나타납니다. 그래서 내가 당신을 위해 원한 그것이 컵 속에 나타난 것입니다. 보세요! 내가 손을 내밀어 금을 원하기만 하면 금은 여기 있게 됩니다." 그 순간 그의 손바닥 위에는 10달러어치의 작은 금덩이가 놓여 있었다.

– 『베일 벗은 미스터리』 p.35

세인트 저메인은 갓프리에게 고대의 삶들을 보여 주며 황금시대가 얼마나 찬란하고 아름다웠는지를 알려 주었습니다. 그는 현재 인류에게 또 다른 황금시대가 다가오고 있으며 이 새로운 시대의 인류는 자신이 타고난 신적 권능을 인식하여 창조자로서 활동하게 될 것이라고 말합니다. 이 책에서 세인트 저메인이 알려 주는 빛, 사랑, 신적 권능은 앞으로 다가올 황금시대에 꼭 필요한 진리의 가르침이 될 것이며 인류가 그와 같은 초인, 즉 삶의 마스터가 될 수 있는 방법을 알려 줄 것입니다.

'마스터의 제자'의 피터 마운트 샤스타는 "이 책에서 그가 알려 주는 빛의 명상법은 자기완성(Mastery)의 핵심이다."라고 갓프리 레이킹의 책 『베일 벗은 미스터리』에서 아래와 같은 추천사를 썼습니다.

> 내 인생에서 가장 중요한 책을 하나 꼽으라면 나는 이 책을 꼽을 것이다. 세인트 저메인은 이 책을 읽는 독자 한 명 한 명을 모두 알고 있으며 그들에게 축복을 내려 주고 있다. 이 책에서 그가 알려 주는 빛의 명상법은 자기완성(Mastery)의 핵심이다. 인류에게 지극히 중요한 책이다!

본론으로 들어가 자기 전 15분에서 30분, 아침에 일어나 하루를 시작하기 전 15분에서 30분 정도 이 수행을 하기 위해 노력하는 이에게는 놀라운 결과가 있게 될 것이라고 마스터 세인트 저메인은 말합니다. 이 연습을 열흘 정도 행한 후에는 아침, 점심, 저녁으로 하루에 세 번 행하는 것을 권합니다. 자기 자신의 상념과 감정을 통제하는 가장 기본적인 방법입니다.

첫 번째 단계는 몸과 마음의 '모든 외적 활동'을 고요히 하여 멈추는 것에서 시작됩니다.

두 번째 단계는 방해받지 않는 조용한 곳에서 몸과 마음의 활동을 완전히 멈추어 고요히 하는 것입니다. 그리고 눈부시게 반짝이는 백광(Dazzling White Light)에 자신의 육체가 감싸이는 것을 '느끼십시오'. 처음 5분 동안은 이 백광에 싸인 몸에 의식을 집중합니다.

그다음에는 가슴 중앙의 황금빛 태양으로 시각화할 수 있는, 내재하신 권능의 하나님과 당신의 외적 자아 간의 연결을 인식하고 또 '강하게 느껴 봅니다'.

다음으로는 이 연결에 대한 인정의 단계가 필요합니다.

"나는 지금 기쁘게 내 안에 내재한 신성한 하나님, 즉 순수한 그리스도를 완전히 받아들입니다." 하고 말합니다. 이 '빛'의 '크나큰 광휘'를 느껴 봅니다.

최소한 다음의 10분 동안 그 광휘가 몸의 세포 하나하나에서 더 '강렬하게' 타오르는 것을 느껴 봅니다.

그리고 다음과 같은 선언과 함께 명상을 마칩니다.

나는 내 안에 내재하신 이 빛의 자녀입니다.
나는 내 안에 내재하신 이 빛을 사랑합니다.
나는 내 안에 내재하신 이 빛에 봉사합니다.
나는 내 안에 내재하신 이 빛과 함께 살아갑니다.
나는 보호되고, 밝아졌으며, 풍성하고 양육하는 빛에 잠겨 있습니다.
나는 내 안에 내재하신 이 빛을 축복하고 감사합니다.

항상 기억합니다. 사람은 자신이 명상하는 대상 그대로 존재하게 됩니다. 만물이 '빛'에서 나왔기 때문에 '빛'은 최고의 완전성이자 권능 그 자체입니다.

에필로그

역시나 책을 쓴다는 건 어려운 작업이었습니다. 더구나 그것이 짧은 시일을 정해 더했던 것 같습니다. 그러나 첫술에 배부를 수는 없는 법, 잘 알려지지 않은 분야를 소개했다는 것에 스스로 위안을 삼아 봅니다.

제가 처음 관심을 가지기 시작했던 시절에 비하면 그래도 때가 되어 그런지 많은 분들이 파동에너지 분야에 관심을 보이기 시작해서 한껏 고무되어 있는 요즈음입니다. 트랜스 휴먼시대의 암울한 디스토피아로 갈지, 고대의 황금시대로의 귀환이 될지의 갈림길에 들어서게 된 인류의 중간 기착지에서, 작은 울림을 주는 나팔수가 되기를 기원합니다.

각 주를 일일이 달지 못하고 케이스와 이론 설명의 상당 부분을 거의 그대로 실었습니다. 원문의 의도를 제대로 전달하는 최선의 방법이었습니다. 특히 『물질의 궁극원자 아누』의 저자 문성호 님과 『소스필드』의 저자 데이비드 윌콕 님께 찬사를 보냅니다. 그리고 비일상적 의식변형에 대한 여러 의견을 나누어 주시고 이 책이 나오기까지 물심양면으로 도와주시고 애써 주신 남우현 작가님께도 감사를 드립니다.

보이지 않는 숨겨진 세계를 밝히는 힘든 길을 먼저 가신 선배님들을 기리며, 지금도 인류의 진화와 상승을 위해 다른 차원에서 돕고 계시는 여러 마스터님들의 고귀하고 숭고한 희생과 봉사에 무한한 감사와 사랑을 보냅니다.

저자 일동

참고문헌과 사이트

물질의 궁극원자 아누, 문성호, 아름드리미디어
소스필드, 데이비드 윌콕, 라의눈
홀로그램 우주, 마이클 탤보트, 정신세계사
양자의학 새로운 의학의 탄생, 강길전·홍달수, 돋을새김
파동의학, 리처드 거버, 에디터
미스티컬 카발라, 다이온 포춘, 좋은글방
현대 물리학과 동양사상, 프리초프 카프라, 범양사
연금술이란 무엇인가, 파트릭 뷔렌스테나스, 정신세계사
티베트 사자의 서, 파드마 삼바바, 정신세계사
엔드 오브 타임, 브라이언 그린, 와이즈베리
우리 몸은 거짓말하지 않는다, 이승원, 김영사
주역의 과학과 도, 이성환, 정신세계사
깨달음에서 바라본 수학, 오정균, 라온북
근육의 신비, 제리 웨버, 중앙생활사
데이비드 윌콕의 동시성, 데이비드 윌콕, 라의눈
뉴패러다임 과학과 의학, 김현원, 뉴패러다이머
람타, 현실 창조를 위한 입문서, 람타, 아이커넥
람타 화이트 북, 제이지 나이트, 아이커넥
현대물리학이 발견한 창조주, 폴 데이비스, 정신세계사
유럽의 대체의학 정통 동종요법, 최혜경, 북피아
8체질 의학의 원리, 주석원, 통나무
동양 의학 혁명, 박용규, 태웅출판사
내면소통, 김주환, 인플루엔셜
초월의식 1·2, 스타니슬라프 그로프, 정신세계사
레이키 매직 가이드, 브렛 베벨 슈리크리슈나다스아쉬람
연금술사, 파울로 코엘료, 문학동네
호오포노포노의 비밀, 조 비테일, 판미동

매트릭스리임프린팅 1·2·3, 칼 도슨·샤론 킹, 김영사
전체와 접힌 질서, 데이비드 봄, 시스테마
사상맥진과 진료의 실제, 정원조, 소금나무
당신도 초자연적이 될 수 있다, 조 디스펜자, 샨티
양자의사, 아미트 고스와미, 북랩
하타요가, 이태영, 여래
동의수세보원, 이제마, 글항아리
윤홍식의 용호비결강의, 윤홍식, 봉황동래
기적의 명상치료, 비디아밀라 버치, 불광출판사
주역과 중국의학, 양리, 법인문화사
생명의 원리로서의 동종요법, 임종호, 전파과학사
레이키의 신비 속으로, 박희준, 건강다이제스트사
마법의 이론과 실존 모던 매직, 도널드 마이클 크레이그, 물병자리
비전 타로카드, 길영태, 지앤지
물리학과 대승기신론, 소광섭, 서울대학교출판문화원
크리스천 점성술 1, 윌리엄 릴리, 좋은글방
에니어그램의 지혜, 돈 리처드 리소, 한문화
영혼학, 정영부, 지식과감성#
마스터의 제자, 피터 마운트 샤스타, 정신세계사
베일 벗은 미스터리, 고드프리 레이 킹, 정신세계사
타로카드와 어스트랄러지, 코린 켄너, 물병자리
포톤벨트, 버지니아 에신, 대원출판사
이너차일드는 원하고 있다, 유이 토라코, 햇무리
어린이를 위한 동종요법 가이드북, 유이 토라코, 햇무리
왜 사람들은 이상한 것을 믿는가, 마이클 셔머, 바다출판사
플레이아데스의 사명, 랜돌프 윈터즈, 대원출판사
휴먼디자인, 라 우루 후, 김영사
인간메커니즘, Paul Park, 북랩
죽음 그 이후(사후세계설명서), 남우현, 지식과감성#
5분의 기적 EFT, 최인원, 김영사
8체질 코리안 힐링, 정운규, 한국8체질연구소

Subtle.Energy
미래를 내다보는 사람들
아누이야기

파동에너지 발란서 과정소개

파동에너지 발란서 교육과정은 양자물리학의 선구자 데이비드 봄의 이론과 심리학의 대가 칼융의 분석심리학을 포함하여, 신비주의 전통의 깊은 지혜를 바탕으로 한 이 교육 과정은 당신이 세상과의 연결을 다시 바라보게 할 것입니다. 이를 통해 삶의 균형을 찾고 개선하고자 하는 사람들에게 새로운 가능성과 긍정적인 변화를 위한 강력한 도구가 될 수 있습니다.

파동에너지 발란서 입문	
교육목적	기초적인 양자파동이론과 다우징 이론의 학습과 다우징을 차단하고 있는 심인성 필터를 클렌징하여, 펜듈럼으로 파동에너지를 탐지하고 다우징 차트를 개인적 목적으로 사용할 수 있는 수준
커리큘럼 하이라이트	다우징과 양자파동이론 다우징 심인성 차단(필터) 클렌징 펜듈럼, 오링, AK 테스트 적용법 다우징 차트 활용
레슨비	10만 원(4시간)

파동에너지 발란서 프렉티셔너	
교육목적	핑거다우징과 에너지 파동기계를 활용해 파동에너지 탐지, 유해파 중화기법으로 다우징을 영리목적으로 활용할 수 있는 수준
커리큘럼 하이라이트	핑거 다우징과 L 로드 탐지법 지구유해파 탐지와 중화 점술 다우징의 활용 에너지 파동 머신 활용 (레벨1)
레슨비	30만 원(8시간)

파동에너지 발란서 마스터 프렉티셔너	
교육목적	발란서와 프렉티셔너 과정을 교육할 수 있는 지식과 임상을 갖추는 것을 목적
커리큘럼 하이라이트	오라, 차크라, 심령에너지의 이해 에너지체(영가) 탐지와 중화(퇴마) 에너지 파동 머신 활용 (레벨2) 다우징 임상 워크샵 파동에너지발란서 교육계획 및 실습
레슨비	60만 원(12시간)

레슨문의 : 070-8019-0395

대체의학치유사 과정소개

당신은 타고난 치유 능력을 가지고 있습니다. 이 프로그램은 당신의 내면에 잠재된 힘을 발견하고, 전문적인 대체의학 힐러로 성장할 수 있도록 돕습니다. 데이비드 봄의 양자 이론을 기반으로 한 양자 의학, 파동 의학, 차크라 및 경락 이론, 8체질의학까지, 다양한 지식과 실습을 통해 대체 의학 지식을 습득하고, 전문적인 치유 기법을 연마해 치유하는 능력을 개발합니다.

AMP과정(Alternative Medicine Practitioner)	
교육목적	에너지파동의학과 8체질의학의 원리로 질병을 진단하여 음식과 경락 자기침술 요법으로 치유할 수 있는 것을 목적으로 한다.
커리큘럼 하이라이트	1) 양자파동의학 개론: 양자 파동 의학의 원리, 에너지와 정보의 치유력 2) 8체질의학: 기본원리와 치료법 3) 맥진법과 의학다우징: 다우징 기법을 이용한 질환 감별과 실습 4) 섭생법: 질병 예방 및 건강 증진을 위한 섭생법, 질환별 섭생법 5) 경락자기침술요법: 경락과 자기침술의 원리, 실습
수료조건	AMP과정 32시간 레슨, 과제 제출
인증조건	임상 케이스 보고 및 수퍼비전

QHP과정(Quantum Healing Practitioner)	
교육목적	에너지파동의학의 원리로 질병별 방제와 기능의학처방을 하고 에너지파동기계를 활용하여 치유할 수 있는 것을 목적으로 한다.
커리큘럼 하이라이트	6) 본초학(방제): 질병별 본초 처방법, 본초 제제 및 복용 방법 7) 기능의학: 기능의학의 개념과 처방 8) 에너지파동기계 임상: 라이프 머신의 활용
수료조건	AMP과정 수료, QHP과정 32시간 레슨, 과제제출
인증조건	임상 케이스 보고 및 수퍼비전

레슨문의 : 070-8019-0395